Contestando a sus preguntas sobre el magnesio

ANA MARÍA LAJUSTICIA BERGASA

Contestando a sus preguntas sobre el magnesio

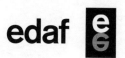

MADRID - MÉXICO - BUENOS AIRES - SAN JUAN - SANTIAGO

© Ana María Lajusticia Bergasa.
© 2013. De esta edición, Editorial EDAF, S. L. U.

Diseño de cubierta: Marta Villarín

Editorial EDAF, S. L. U.
Jorge Juan, 68. 28009 Madrid
http://www.edaf.net
edaf@edaf.net

Algaba Ediciones, S.A. de C.V.
Calle, 21, Poniente 3323, Colonia Belisario Domínguez
Puebla, 72180, México.
Tfno.: 52 22 22 11 13 87
edafmexicoclien@yahoo.com.mx

Edaf del Plata, S. A.
Chile, 2222
1227 - Buenos Aires, Argentina
edafdelplata@edaf.net

Edaf Antillas, Inc
Av. J. T. Piñero, 1594 - Caparra Terrace (00921-1413)
San Juan, Puerto Rico
edafantillas@edaf.net

Edaf Chile, S.A.
Coyancura, 2270, oficina 914, Providencia
Santiago - Chile
edafchile@edaf.net

2.ª edición, febrero 2014

Depósito legal: M-23.324-2013
ISBN: 978-84-414-2881-2

PRINTED IN SPAIN   IMPRESO EN ESPAÑA
        Cofas, S. A. Pol. Ind. Prado de Regordoño -Móstoles- Madrid

Índice

Introducción

Cada vez que se publica un libro mío recibía un alud de llamadas telefónicas y cartas, que en la actualidad se han convertido en correos electrónicos. Lógicamente, no puedo contestarlas con la precisión que me piden, ya que en algunas me ruegan que resuelva el problema sin darme suficientes datos y en otras solicitan remedio para enfermedades que están fuera de mi ámbito de trabajo. Tampoco puedo extenderme todo lo que desearía, por falta de tiempo. En esas cartas hay dudas constantes en relación con ciertos temas que se repiten a lo largo de los años que llevo en contacto con el público, de modo que puedo hacer unos grandes grupos de «dudas mayores», podríamos llamarlas, en relación con el magnesio; dudas que intentaré resolver desde estas páginas.

Como es natural, las más frecuentes se refieren a las afirmaciones más llamativas que he ido haciendo a lo largo de mi trabajo y que, por resultar una novedad, percibo a través de mi trato con la gente y por la correspondencia que me llega, no son fácilmente admitidas por muchas personas.

Evidentemente, la biología molecular, al darnos una explicación del metabolismo en su aspecto último y más íntimo, la química de la célula, entra en el campo de ciertos trastornos que hasta ahora los médicos solo trataban con fármacos que, en realidad, no resolvían sino que ocultaban o disminuían sus síntomas. En la actualidad en Estados Unidos, por ejemplo, la mortalidad por enfermedades vasculares se ha reducido desde hace unos años, por primera vez en la historia, gracias a la *dietética*. De hecho, se han aprovechado los datos que nos ha suministrado la bioquímica, para recomendar cómo alimentarse correctamente en cada caso y evitar la enfermedad o mejorarla si ya se padecía.

Pero muchos de los datos que nos suministra esta nueva ciencia son tan recientes que los profesionales no los han estudiado en la universidad, sino que, al menos en mi caso, los vamos conociendo a través de revistas científicas a las que estamos suscritos y de los últimos textos de bioquímica.

Mi tarea es enseñar, explicar por qué ciertos alimentos que en sí son buenos pueden perjudicar a ciertas personas en determinadas circunstancias, y mis escritos están dirigidos fundamentalmente a evitar la enfermedad.

Como también he trabajado en el campo, conozco los cultivos y abonos, estoy en condiciones de advertir que, en el siglo xx y por primera vez en la historia de la humanidad, el hombre ha desequilibrado los suelos de labor empobreciéndolos de ciertos elementos que no se añaden con el abono que actualmente se hace y enriqueciéndolo, en algunos casos, con otros como el potasio —que es un catión antagonista de algunos minerales, también esenciales—, y del que la planta puede hacer una absorción en exceso, en detrimento, por ejemplo, del magnesio.

Sucede que algunos de los elementos cuya carencia se está provocando no son necesarios para las plantas, como el caso del yodo y del cobalto. En consecuencia, los expertos en agricultura no pueden observar esas deficiencias en los cultivos, ya que estos pueden dar magníficas cosechas, aunque estos productos del campo no provean al hombre o a los animales de granja de los oligoelementos necesarios para el correcto funcionamiento de su metabolismo o para la formación de ciertas hormonas, como las tiroideas, en el caso del yodo.

Sin embargo, el déficit de magnesio a que ha conducido el abono que corrientemente se practica en la actualidad ha alcanzado tal importancia que no solo yo, sino autores del mundo entero están escribiendo sobre el mismo y acerca de los modos de compensarlo.

Este déficit, que afecta a todos los países occidentales cuyos abonos se basan, fundamentalmente, en la devolución al suelo de nitrógeno, fósforo y potasio, ha provocado, entre otros problemas, el llamado «mal del siglo xx», la artrosis, así como la descalcificación, el aumento del número de personas con piedras de riñón, el incremento de infartos llamados «mudos» en personas sin exceso de triglicéridos o colesterol, la extensión de la espasmofilia, es decir, la tendencia a tener espasmos, etcétera.

Mis escritos, por consiguiente, aúnan conocimientos de distintas ramas de la ciencia para buscar nuestro bienestar, algo poco corriente en una era de superespecialización. Sin embargo, mi vida profesional, condicionada por la personal, ha recorrido distintas áreas de trabajo que me han situado en una posición privilegiada para poder estudiar los alimentos, la dietética y, en las últimas décadas del siglo XX y primeras del XXI, la bioquímica y la biología molecular, que tanto tienen que decir en relación con el metabolismo del cuerpo humano.

Por propia experiencia, tras pasar tantos años aquejada de enfermedades, he observado que los distintos especialistas que entonces me trataron iban cada cual a su parcela, y ese tratamiento «por partes» me condujo a problemas graves de estómago, hígado y páncreas y a la aparición de molestísimas alergias.

Por ello es tan importante ir al «todo», intentar que la química de nuestro cuerpo funcione bien, para que las partes diferenciadas de ese todo se beneficien del bienestar del conjunto.

Y este cuerpo nuestro, cuya química tenemos que procurar que funcione correctamente, no está solo ni depende únicamente de sí mismo, sino que se halla inmerso en un entorno que lo condiciona: el aire que respiramos, el agua que bebemos, los alimentos que tomamos, y estos, a su vez, dependen del suelo donde se han formado.

Nuestra dependencia del aire, del agua, del suelo y, fundamentalmente, de los alimentos no se suele valorar de forma adecuada, ni se suele tener en cuenta ante la presencia de un trastorno.

Sin embargo, desde mi punto de vista, es lo primero que hay que considerar. Lo que sucede en un enfermo es que su química funciona mal, ya sea su inmunorrespuesta ante la agresión de virus o bacterias, la reparación de tejidos, la acumulación de grasa en la sangre, etcétera.

Si la enfermedad procede de un deterioro del código genético, muy poco se puede hacer. Pero, en muchísimas ocasiones, la química del individuo funciona mal no porque las órdenes del ADN sean incorrectas, sino porque el mensaje genético no se puede realizar por falta de materiales para cumplirlo (aminoácidos, en algunas personas que comen pocas proteínas, vitaminas, ciertos minerales, etc.), o porque se ha consumido un exceso de sustancias perjudiciales, como alcohol, drogas y medicamentos que han dañado al órgano encargado de formar ciertos tejidos, anticuerpos o de destruir ciertos tóxicos.

Es decir, muchas enfermedades y trastornos tienen su origen en una dieta incorrecta: porque faltan ciertos alimentos o porque sobran otros que, siendo buenos en determinadas circunstancias, pueden dañar a aquel organismo cuando tiene ciertos problemas. Tal es el caso de los huevos y las grasas. Otros son perjudiciales en sí mismos, como el alcohol, y, a sabiendas de ello, se consumen.

En este libro voy a atender fundamentalmente a las preguntas que se me plantean acerca del magnesio, ya que mis escritos sobre este alimento han tenido mucha divulgación y resonancia, esperando que con el tiempo pueda ir respondiendo también a las que se me han planteado acerca de otros temas.

¿Qué es el magnesio?

El magnesio es el elemento químico, ligero, de número atómico 12 y peso atómico 24. Su número atómico indica que tiene en su corteza 2-8-2 electrones. Pierde los dos más externos cuando forma un compuesto, quedando en forma iónica Mg^{++} y originando, en este caso, un catión bivalente muy estable.

Este tiende a rodearse de muchas moléculas de agua cuando está en un medio acuoso y también en el cuerpo humano, pues la sangre, el líquido cefalorraquídeo, la orina, el sudor y las enzimas digestivas tienen como medio o disolvente el agua.

El radio atómico del magnesio es de 1,36 Å y este se reduce a 0,66 Å en los iones Mg^{++}, por lo que estos cationes, con la misma carga y propiedades químicas que los del calcio, bario y radio, tienen un tamaño muchísimo menor que los de los elementos mencionados.

Antes de seguir, advertiré que 1 Å = 1 angstrom, es igual a 10^{-8} cm= 10^{-10} m, y que un ión es un átomo o grupo de átomos con carga eléctrica; si tiene carga positiva, se llama catión, y si tiene carga negativa, anión.

Son cationes, por ejemplo, los iones Na^+ (sodio), K^+ (potasio), Ca^{++} (calcio), Mg^{++} (magnesio) y NH_4^+ (amonio).

Son aniones los Cl^- (cloruro), $SO_4^=$ (sulfato), $PO_4^\equiv$ o $PO_4H^=$ o $PO_4H_2^-$ (fosfatos con distinto número de hidrógenos ionizados); así como los carbonatos $CO_3^=$ y bicarbonatos CO_3H^-, entre los más corrientes en relación con los seres vivos

En una sal siempre hay cationes y aniones, por ejemplo: Na^+Cl^- o $Mg^{++}Cl_2^-$ o $Mg^{++}SO_4^=$. Cuando estos compuestos se disuelven en agua, se liberan los iones positivos, por un lado, y los negativos, por otro, quedando como Na^+ o Mg^{++} y Cl^- o $SO_4^=$ y, así, de este modo, libres, quedan disueltos en la papilla que se forma en la digestión de los alimentos.

Volviendo a nuestro catión, el Mg^{++}, insisto en que tiene las mismas propiedades químicas que el Ca^{++}, pero con un tamaño muchísimo menor: 0,66 Å *frente al* 1,0 Å del ión calcio. Este hecho, precisamente este, es el que ocasiona que, cuando los iones Mg^{++} se colocan en las redes cristalinas de oxalato cálcico —una sal que a veces se forma en los riñones—, estas no conserven su estructura, derrumbándose y disolviéndose, en consecuencia, los cálculos de oxalato. Por esta razón hay médicos que a un paciente con arenillas, cálculos renales o cristales de oxalatos en la orina le suplementan la dieta con magnesio, del que se recomienda tomar entre 300/360 mg/día de ión Mg^{++} con cualquier compuesto de este elemento, como cloruro, óxido, hidróxido, carbonato o lactato*.

También a su pequeñez, unido a la fuerte carga positiva que sustenta, debe el ión magnesio la propiedad de formar «quelatos», en los que se rodea de cuatro pares de electrones pertenecientes generalmente a átomos de nitrógeno u oxígeno, con los que forma un octeto de electrones y adquieren la configuración del gas noble argón. Por esa cualidad que tiene de pasar de la forma iónica a formar quelatos con facilidad, el magnesio es un catalizador importantísimo en el metabolismo de los seres vivos, siendo el cofactor intracelular de las moléculas fosforadas donadoras de energía química por hidrólisis, como el ATP, ADP, GTP y UDP, entre otros, que intervienen en la formación de los ácidos nucleicos, síntesis de las proteínas, de glucógeno en el hígado, etc., y también en el llamado «transporte activo» a través de membranas como el sistema sodio-potasio-ATPasa, por lo que desempeña un papel fundamental en el trabajo mental, en la transmisión de la corriente nerviosa y en la relajación muscular. En este trabajo actúa como antagonista del ión calcio, un catión extracelular que interviene también, junto al ATP, en la contracción de todo tipo de musculatura: lisa, estriada y del corazón.

---

* En la actualidad se dan cantidades mucho mayores; de 700 hasta más de 1.000 mg/día.

Hasta bien entrados los años setenta del siglo xx, solo sabíamos de la necesidad del magnesio para la formación de la molécula de clorofila por las plantas verdes, y entendíamos que tenía un papel indispensable en la absorción de la energía radiante en los vegetales y su transformación en energía química; ahora conocemos además su intervención en el almacenamiento y posterior utilización de esa energía necesaria para la formación de las moléculas, no solo de las plantas, sino de TODOS los seres vivos.

Insisto en que hasta entrados los años setenta no dominábamos las técnicas para analizar con precisión este elemento y, como consecuencia de ello, tampoco conocíamos exactamente la acción o acciones del magnesio en los animales y en el hombre.

ATP

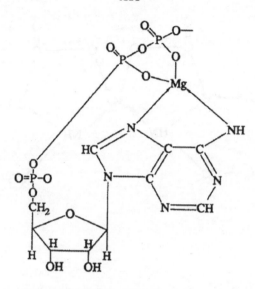

Clorofila

Pirrolidín-carboxilato de magnesio

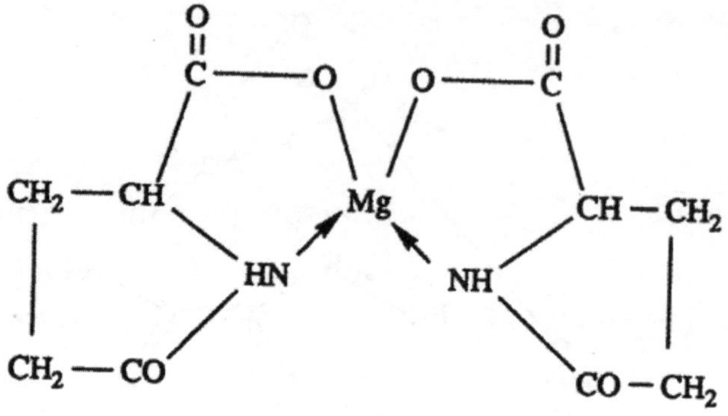

$$
\begin{array}{c}
\text{O} \quad\quad\quad\quad\quad \text{O} \\
\| \quad\quad\quad\quad\quad \| \\
\text{C}-\text{O} \quad \text{O}-\text{C} \\
CH_2-CH \quad\quad Mg \quad\quad CH-CH_2 \\
| \quad\quad HN \nearrow \; \nwarrow NH \quad\quad | \\
CH_2-CO \quad\quad\quad\quad CO-CH_2
\end{array}
$$

Quelato Mg²⁺ de tetraceto de etilendiamina

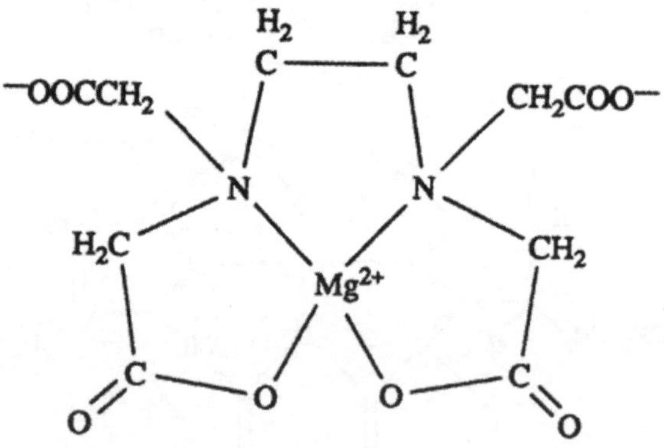

$$
\begin{array}{c}
H_2 \quad\quad H_2 \\
C-C \\
{}^-OOCCH_2 \quad\quad\quad\quad CH_2COO^- \\
N \quad\quad N \\
H_2C \quad\quad Mg^{2+} \quad\quad CH_2 \\
C \quad O \quad O \quad C \\
O \quad\quad\quad\quad\quad O
\end{array}
$$

20

Refiriéndonos al cuerpo humano, podemos afirmar que el magnesio interviene en TODAS las reacciones químicas del metabolismo que requieren una donación de energía por lo nucleósidos tri o difosfatos, es decir, por la moléculas como el ATP, UTP, GTP, CTP, UDP, etc. También podemos afirmar que cuando la concentración de iones Mg^{++} es baja en el interior celular, se separan las subunidades de los ribosomas y se interrumpe la síntesis de proteínas.

El estudio de este elemento-alimento en todas sus acciones es tan reciente que algunas personas, con carreras universitarias relacionadas con la salud, me han dicho a mí que «el magnesio no tiene nada que ver con el cuerpo humano»; en realidad, esas personas no sabían nada sobre el tema, como me sucedía a mí misma hace cincuenta años.

Insisto en que en las bioquímicas se empieza a estudiar a partir del año 1974, y las revistas especializadas en este elemento-alimento aparecieron en 1982 y 1989.

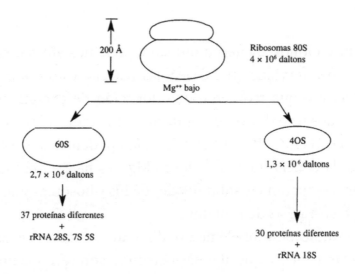

Composición del ribosoma del mamífero

Acción laxante

El magnesio se absorbe, siempre, en forma iónica Mg++, es decir, libre, y el paso a través de la pared intestinal está condicionado por la necesidad de unos *carriers* o transportadores, que son unas moléculas proteicas con una estructura especial, insertas en el intestino, que permiten la traslación de iones desde la luz del duodeno a la sangre. En consecuencia, si se administra por vía oral, no se llega a una hipermagnesemia, ya que no es posible una absorción excesiva aunque se tomen grandes cantidades. (Se han hecho pruebas hasta con 50 gramos de cloruro magnésico en cada toma y no se han encontrado hipermagnesemias.)

Pero ¿qué pasa con todo el que se ha ingerido y no puede atravesar el intestino y llegar a la sangre? Los iones Mg^{++} que quedan en el interior intestinal rodeados de muchas moléculas de agua son expulsado con las heces, siendo estas más acuosas y resultando en consecuencia una acción laxante.

En cambio, cuando este elemento se administra por vía parenteral, como en casos de infarto o de eclampsia, hay que tener en cuenta su acción relajante muscular antagónica a la del calcio, ya que en ese caso TODO el magnesio administrado se dirige a la sangre.

Normalmente, solo se absorbe la mitad del que se ingiere con los alimentos o en forma de complemento dietético, en el mejor de los casos, ya que no está en contacto en su totalidad con la pared del intestino, y además, al parecer, se establece una competencia por las moléculas transportadoras con los iones K+(potasio)y Ca^{++} (calcio).

Esta cualidad de «laxante osmótico» de los iones de magnesio es aprovechada por muchas personas que, por haber tenido problemas en el ano o en el recto, lo añaden a su dieta para conseguir unas heces más acuosas y, en consecuencia más fáciles de evacuar.

Hay enfermos con diarreas de tipo infeccioso que dejan de tomarlo hasta que se curan, lo que es erróneo, pues el magnesio interviene en la formación de anticuerpos, en la reparación de todos los tejidos y, por consiguiente, en la recuperación de la pared intestinal.

En el número correspondiente a los meses de abril-mayo de 1988 de la revista *Magnesium* (Ed. Karger), Leo Galland explica en un trabajo, acerca de la enfermedad de Crohn y la colitis ulcerosa, que las necesidades por vía oral de magnesio puede llegar a los 700 mg/día, dependiendo de la gravedad de la mala absorción.

Según este trabajo, las consecuencias clínicas de la deficiencia de este elemento, en las enfermedades intestinales son: fatiga muscular, depresión mental, urolitiasis, trastornos de la motilidad intestinal, problemas en la reparación de los tejidos, calambres, crisis de tetania, arritmias cardiacas, etc., es decir, los trastornos típicos que conocemos ya hace años los estudiosos del tema.

¿Por qué algunas personas hablan del magnesio como si fuese una panacea?

Es cierto que a veces se habla de este elemento como si fuera un «curalotodo». La causa de ello radica en que las personas con una deficiencia grave del mismo padecen tal cantidad de trastornos que si su alimentación no provoca otras carencias, al tomarlo les resuelve tantos problemas que esto les parece un milagro, y se refieren al magnesio con un entusiasmo no compartido por otras personas.

Por datos que tenemos, a partir de los trabajos por Altura-Altura, en Estados Unidos, y de Marier, en Canadá, se muestra que el 75% de la población solo ingiere entre el 70 y el 90% del magnesio recomendado; debe llamarse la atención, además, sobre el hecho de que un 39% de los sujetos estudiados toman solo una cantidad menor al 70% del deseable.

Los estudios añaden que, en regiones con una población de edades avanzadas, la cantidad de magnesio en la alimentación puede reducirse a 143-189 mg/día, la mitad aproximadamente de la cantidad necesaria.

Esta población presenta mayor riesgo de trastornos cardiacos y ataques cerebrales.

Pero eso no acaba de explicar el entusiasmo con el que algunas personas hablan del magnesio y de sus «virtudes» casi milagrosas.

Desde hace muy poco tiempo conocemos su explicación científica.

En un trabajo publicado por J. Durlach en la revista *Magnesium Research* (de la Ed. John Libbey de Londres-París), correspondiente al mes de septiembre de 1989, se indica que el alelo Bw 35 del HLA y el tipo de conducta A son dos factores constitucionales que incrementan los requerimientos de magnesio.

En el número correspondiente al mes de diciembre de 1989, de la misma revista, se presenta un trabajo firmado por M. Santarromana, M. Delapierre y cuatro colaboradores más de la Facultad de Farmacia y del Hospital Neker de París, que explica que los sujetos con el HLA-B35 tenían bajo el magnesio eritrocitario, bajo el contenido de Mg^{++} libre, que hay una correlación entre ambos magnesios y que la hay también entre el magnesio y *factores genéticos asociados a los grupos HLA*.

Traducido a un lenguaje corriente, esto significa que hay personas que, porque tienen problemas en su absorción, circulación, almacenamiento o excreción, presentan una carencia ligada a factores genéticos y, por consiguiente, sus necesidades son mayores.

Estos trabajos, que son relativamente recientes, dan una explicación científica del porqué, para determinados pacientes, complementar la alimentación con magnesio les resuelve una multitud de problemas vinculados con la deficiencia del mismo.

Antes de haber conocido estos datos, ya explicábamos que los ansiosos, perfeccionistas y personas estresadas tienen mayor necesidad de este elemento; las que han eliminado de su alimentación el chocolate, las almendras y las legumbres y comen alimentos preparados con harinas blancas, también llegan a padecer severas deficiencias, así como los que sufren de vómitos o diarreas.

Y desde luego, las dietas de 500-1.000 calorías diarias, si no están bien compensadas con los suplementos adecuados, lógicamente, conducen a graves problemas de ansiedad, cansancio, arritmias, dolores articulares y de cabeza, arenillas o cálculos de oxalatos, etc.

A esta situación de severo déficit de magnesio, también se llega cuando aparece un gran problema o vivimos con una incomodidad permanente causada por nuestro trabajo o por la convivencia con determinada persona; y no hace falta llegar a situaciones dramáticas. Ese día a día incómodo puede hacernos, a la larga, mucho daño.

Otras veces el estrés no presenta tintes negativos: puede ser la preparación de una boda, un cambio en el trabajo que nosotros mismos hemos buscado y cualquier otra situación de tensión emocional. Pero un divorcio, el fallecimiento de un ser querido, una enfermedad (propia o de un familiar) y tantos etcéteras como ejemplos se pueden poner, siempre originan un gasto mayor de aquellos nutrientes con los que funciona nuestro sistema nervioso, y entre ellos el de magnesio.

¿Cuándo se recomienda el cloruro?

En un principio se empleó este compuesto de magnesio por ser el más asequible por su precio y por la facilidad con que se encuentra en cualquier lugar.

El cloruro magnésico es extraordinariamente soluble, hasta el punto de disolverse con la humedad atmosférica. Si dejamos en una cucharilla o en una tacita cierta cantidad del mismo, al cabo de un rato nos encontramos con una disolución que puede ingerirse, pues es el compuesto diluido con el agua contenida en el aire y no se ha estropeado por ello. Se toma con agua o cualquier zumo.

Tanto los iones Cl^- como los Mg^{++} se rodean de moléculas de agua, pues estas son polares, es decir, más positivas por un lado de la molécula que por el otro, en el que tienen una mayor carga negativa. Por consiguiente, como no absorbemos en el intestino todo el que tomamos, este compuesto es un laxante «osmótico», pues provoca que los residuos de la digestión contengan mayor cantidad de agua y facilitan así su evacuación.

Es muy corriente presentar el cloruro en comprimidos, que deben tomarse al empezar las comidas o durante las mismas. No al final, pues en este caso pueden quedar en el esófago si no se han tragado con mucho líquido,

Recomendamos a las personas que intentan evitar la acción laxante que lo tomen en medio de las comidas, tanto si es disuelto en agua como en comprimidos. En cambio, a los que buscan este efecto, que lo tomen en ayunas disuelto en medio vaso de agua, seguido de frutas como mandarinas, ciruelas, naranjas o kiwis.

El cloruro puede presentarse en dos formas diferentes: «cristalizado» o hexahidrato, cuya fórmula completa es $MgCl_2.6H_2O$, tiene aspecto salino; o bien «desecado», sin las moléculas de agua y con aspecto pulverulento.

Algunos expertos también recomiendan este compuesto de magnesio a las personas que, por ser hipertensas, no toman sal común, es decir, cloruro sódico. Al evitar el sodio, que es el catión que influye en la hipertensión, al paciente se le disminuye la cantidad de cloruros necesarios en el metabolismo. En estos casos de restricción de sal también está indicado precisamente el cloruro, siempre que los riñones funcionen de forma correcta.

Su sabor es amargo y a muchas personas les parece «salado», por lo que si son hipertensas temen que pueda contribuir a subirles la tensión. Aunque es una sal, no deben tener este temor, pues el elemento que puede elevar la tensión es el sodio, tanto si se toma como sal común (sal de cocina), como bicarbonato sódico (que muchas personas toman como antiácido) o como glutamato en la cocina china o en ciertas sopas de sobre.

Que quede claro: las sales que pueden aumentar la tensión son las sódicas y no las magnésicas, como el cloruro de este elemento.

¿Cuándo se recomienda el carbonato?

Cuando las personas tienen hiperacidez. Tomado con agua, leche o una infusión, al llegar al estómago reacciona con el ácido clorhídrico, consumiendo el exceso del mismo y proporcionando iones Mg^{++}, como con cualquier otro compuesto.

En esta forma cuenta con muchas ventajas: es barato, es insípido, por lo que lo aceptan bien los bebés, niños, ancianos y todas las personas que ofrecen resistencia a cualquier alimento o complemento alimenticio que tenga mal sabor; y otra cosa muy importante, se puede tomar, aunque no se tenga exceso de ácido, disuelto en zumo de naranja, limón o de cualquier fruta o mezclado con un yogur, una macedonia de frutas así como con ensaladas y gazpacho andaluz.

Los niños nacidos con deficiencia de magnesio suelen tener espasmos, por lo que se les suministra la cantidad de un grano de maíz con cada biberón, solucionándoles los vómitos espasmódicos. Cuando toman papilla de frutas, se les pone como media cucharadita pequeña, la llamada de «moka», revuelta con la merienda. Estos niños ya suelen estar predispuestos a sufrir deficiencia de magnesio, ya sea por tener el sistema HLA B-35, o porque sus madres, durante el embarazo, han tenido vómitos o han hecho una dieta muy estricta para no ganar mucho peso. En estas gestaciones suelen presentarse calambres precisamente por falta de magnesio, los niños nacen con pocas reservas de este elemento y, si la leche que toman también, carecen de él, enseguida padecen espasmos y convulsiones.

Hay incluso un trabajo, aparecido el 7 de abril de 1988, realizado por Joan L. Caddell y -Joan-Blanchette-Mackie de Bethesda, Estados Unidos, y publicado en la revista *Magnesium,* que trata de la relación entre la deficiencia de este elemento y el Síndrome de Muerte Repentina en Infantes, en inglés SIDS, (*Sudden Infants Death Sindrome*), problema que en muchos casos se achaca a que el bebé ha muerto ahogado por su almohada cuando en realidad ha sido por un espasmo en sus músculos respiratorios.

Resumiendo, el carbonato está indicado en los pacientes con acidez de estómago; gastritis, úlcera duodenal y hernia de hiato, y lo podemos tomar todas las personas, aunque no tengamos acidez, con zumos, yogures o en cualquier alimento o bebida un poco ácida.

Ventajas del óxido y del hidróxido

Aunque estos dos compuestos se usan poco aquí, ofrecen la ventaja de que una cantidad pequeña de los mismos contienen los 300-400 miligramos que solemos recomendar como suplemento de ión Mg^{++}. Por otro lado, cuando se toma mucho magnesio a la vez, faltan transportadores para llevarlo a la sangre y ello comporta que los comprimidos deben tomarse partidos para no tirar la mayor parte con las heces y también con mucho zumo o ensaladas, porque los óxidos e hidróxidos son alcalinos fuertes. En cierto modo, es como tomar sal y por ello debe mezclarse con mucha bebida o alimento.

¿Por qué a las personas con piedras en el riñón se les recomienda el acetato?

Cuando en 1979, en el libro titulado *El magnesio*, escribí acerca del tema del tratamiento de los cálculos de oxalato cálcico únicamente contaba con los trabajos publicados por los doctores J. Thomas, E. Thomas, P. Desgrez y A. Monsaingeon, de la clínica urológica del Hospital Cochin de París. En ellos se recomienda suministrar 300 miligramos o más de ión Mg^{++} en forma de acetato.

En la actualidad, en el *Acta Médica Scandinávica* (suplemento 661) de diciembre de 1981, en un trabajo sobre el mismo tema, se recomienda dar una dosis diaria de 15 mmol* de ión Mg + administrado como cloruro, sulfato, óxido u otro compuesto, y en el tercer Simposio Internacional sobre el Magnesio, celebrado en Baden-Baden en 1981, se presentaron tres trabajos sobre cálculos renales de oxalato en los que se recomendaban suplementos de hidróxido y carbonato.

---

* 15 mmol de ión magnesio equivalen a 360 miligramos.

Se entiende fácilmente que puede ser cualquier compuesto que contenga Mg^{++}, pues estos, como decía en el primer capítulo, tiene las mismas propiedades químicas que los cálcicos y, por esta razón, pueden sustituirlos en las redes cristalinas de oxalatos. No obstante, como su volumen es muchísimo menor, la red no se aguanta y las piedras se deshacen por un fenómeno puramente mecánico.

Los pacientes que forman cálculos de oxalato tienden a repetir el proceso, por lo que se les recomienda que tomen a diario unos 300 miligramos, o más, de magnesio en forma de un compuesto cualquiera: cloruro, óxido, hidróxido, carbonato, etcétera.

La deficiencia de vitamina B también puede intervenir en la formación de piedras en el riñón, por lo que si las personas que han padecido litiasis renal o expulsan cristales de oxalatos en la orina no comen carnes rojas, hígado y jamón curado, es conveniente que tomen diariamente unos comprimidos de levadura de cerveza.

Desde luego, deben evitarse los alimentos ricos en oxalato, que fundamentalmente son las acederas, que en nuestro país no se consumen corrientemente, pero sí en Francia (l´oseille), donde se toman en crema, acompañado las carnes o en sopas. También deben evitarse las nueces y las espinacas.

De hecho, los alimentos ricos en ácido oxálico tienen una «tiesura» perceptible al tocar el paladar con la lengua. Así sucede con las nueces al igual que las acederas y espinacas, verduras que de hecho no acostumbran a tomarse simplemente cocidas, sino aderezadas con crema o besamel, precisamente para suavizar esta aspereza.

También el cacao contiene ácido oxálico, pero del mismo se toman cantidades mucho menores que las que incluye un plato de acederas o espinacas; ademas, precisamente esta semilla es el alimento más rico en magnesio, 420 miligramos por cada 100 gramos, con casi el doble de los que le siguen, que son las almendras, la harina de soja y los cacahuetes, con 252, 223 y 167 miligramos=100 gramos , respectivamente.

¿Por qué tomar el magnesio con colágeno?

Vivimos en un país en el que los desayunos aportan pocas proteínas, y muchas señoras hacen además cenas a base de frutas y verduras, con pocos alimentos proteicos (a veces sin ninguno). Como muy frecuentemente se toma el magnesio para mejorar los problemas relacionados con el esqueleto, si no tenemos en cuenta la necesidad de aminoácidos, además del magnesio, para regenerar esos tejidos, no conseguiremos su mejoría.

Ahora podemos ofrecer colágeno, que es la proteína de cartílagos, tendones y huesos en esta forma tan fácil de tomar, y así, junto con el magnesio, tiene usted la facilidad de añadir la proteína más indicada en esos casos a sus desayunos y cenas.

Teniendo en cuenta su contenido en magnesio, se puede tomar 5-0-5 si hace mal el desayuno y la cena (cosa muy corriente en las señoras). En este caso tomarían 200 miligramos de ión Mg^{++}. Pero si usted tiene una deficiencia severa, debe añadir una cucharadita de carbonato al yogur de la tarde o al zumo, o a la ensalada del mediodía.

Si hace una dieta con algo de queso en el desayuno, algo de carne en la comida y un poco de pescado en la cena, sería recomendable tomar 4-3-3 comprimidos y una cantidad muy parecida en algunas dietas vegetarianas.

Es decir, a menos proteínas, más comprimidos. Con suficientes alimentos proteicos, tomar simplemente magnesio.

Como esta fórmula de colágeno con magnesio también se da con mucha frecuencia a niños, a ancianos y a personas que tienen dificultad para tragar las pastillas, se ofrece también en polvo, y puede decirse que dos comprimidos equivalen a una cucharadita de postre colmada.

Es decir, a voluntad, o atendiendo a su comodidad, puede tomar este preparado en cualquiera de estas formas: comprimidos o en polvo.

¿Qué interés tienen los quelatos?

Ninguno. Así de claro y así de rotundo. Hay iones metálicos que se unen a átomos con pares de electrones no compartidos, que muy frecuentemente suelen ser el oxígeno y el nitrógeno, que pueden pertenecer o no a moléculas diferentes y forman un compuesto coordinado cerrando un anillo. La mayor parte de los ligandos que se unen a estos átomos metálicos son compuestos orgánicos. Así ocurre en el caso de la hemoglobina de la sangre con hierro como átomo central, que forma una porfirina con los nitrógenos de cuatro pirroles, y en la clorofila de las plantas verdes, en la que el átomo central es el magnesio.

Este fenómeno de formación de moléculas cerradas se llama «quelación», y el anillo se llama *quelato*, del griego, que significa «mandíbula de cangrejo».

La quelación aumenta la estabilidad del complejo órgano-metálico y, en consecuencia, recordando lo que dijimos con relación a que la absorción del magnesio se realiza siempre en forma iónica Mg^{++}, o sea, el catión desnudo, se demuestra que no hay razón para tomar quelatos, ya que se han de destruir para liberar su átomo central, que es el que nos interesa.

La dolomita

Esta dolomita es mezcla de carbonato cálcico y magnesio. Como consecuencia de ello, al llegar al estómago, y por la acción del ácido clorhídrico del mismo, se transforma en cloruros cálcico y magnésico. Es decir, se forman los iones Ca^{++}, Mg^+ que, con los Cl^-, pasan al duodeno, donde serán absorbidos por la pared intestinal gracias a la acción de los transportadores iónicos o «carriers» que, como hemos dicho, son proteínas específicas para este trabajo.

Al parecer, se establece una competencia entre los iones cálcicos y magnésicos por esos transportadores y, según estudios recientes, el paso de los Ca^{++} se hace en detrimento del de los Mg^{++}.

Además, si una persona incluye lácteos, almendras y legumbres en su alimentación, este exceso de calcio puede formar cristales de oxalato en el riñón. Así se ha podido comprobar en Estados Unidos, el primer país en el que se suministró dolomita como suplemento magnesiano, recomendación esta que ya se ha abandonado cambiándola por la de compuestos simples de magnesio. Como el óxido, el cloruro o el carbonato.

El llamado
«magnesio orgánico»

Esa otra de esas rarezas que alguien se saca de la manga cuando quiere ofrecer un producto que parezca original y distinto, o cuando cree que en la alimentación también han de aparecer modas para aprovecharse durante un tiempo de esa «novedad», basándose en el poco conocimiento de las personas sobre el tema.

Vuelvo a recordarles que los alimentos se dividen en hidratos de carbono, grasas, proteínas, vitaminas y *MINERALES*.

Si existe esta clasificación, y nunca se ha modificado, es porque hay ciertos nutrientes del hombre que precisamente son minerales. Los de las plantas lo son todos; pero nosotros necesitamos tomar algunos orgánicos, pues no tenemos la facultad de fabricarlas en nuestro cuerpo a partir de elementos o moléculas sencillas, como sí hacen los vegetales que, con solo dieciséis elementos y la energía que captan de la luz solar, pueden formar azúcares, almidones, grasas, proteínas, vitaminas, celulosa y demás.

El hombre, aunque parece más perfecto, en este sentido es más incompleto, pues necesita más de cincuenta nutrientes, muchos de los cuales son moléculas relativamente complejas, como los azúcares, los ácidos grasos esenciales, los aminoácidos y las vitaminas. No obstante, necesitamos los minerales en forma iónica, es decir, no solo los vamos a utilizar como Na^+, K^+, Ca^{++}, Mg^{++}, Fe^{++} o Fe^{+++}, Cl^- o $PO_4 H_2^-$ CO_3H^-, etcétera, sino que el paso de los mismos a través de la pared intestinal se hace igualmente como Na^+, K^+, Mg^{++}, etc., con la ayuda de transportadores que, repito, son proteínas específicas adecuadas a este trabajo de pasar minerales desde la luz intestinal a la sangre.

Evidentemente, si tomamos el magnesio que está incluido en una molécula orgánica, esta ha de destruirse previamente para liberarlo y poderlo absorber; pero todos sabemos que en el estómago solo comienza la digestión de las proteínas, y que esta únicamente se completa en el intestino, por lo que es fácil perder parte del elemento que nos interesa en las heces, pues si no se ha liberado antes del tramo donde se produce su absorción, gran parte del mismo no se aprovechará.

Es decir, dar un alimento mineral en forma «orgánica» no solo es un contrasentido, sino que a veces tiene mucho de tomadura de pelo o de bolsillo.

¿Por qué hay personas que dicen que se debe descansar de tomar magnesio?

Los primeros suplementos de este elemento se formularon como una mezcla de cloruro, bromuro, ioduro y fluoruro. Y así se ofrecieron y se ofrecen en la actualidad dos marcas en Francia y una en España.

Pero estos productos que aparecieron en las primeras décadas del siglo XX, ahora sabemos perfectamente que no están bien pensados, porque el bromuro es hipnótico y anafrodisíaco, el ioduro puede conducir al hipertiroidismo y el fluoruro al deterioro de dientes y huesos.

Como esas presentaciones están registradas como productos farmacéuticos y conseguir estos registros no es fácil, siguen igual, aunque avisando a sus consumidores de que no pueden tomarse de modo continuo.

Como yo ya me sabía la lección, nunca se me ocurrió ofrecer lo que los médicos franceses llamaron «los cuatro halogenuros de magnesio», sino solamente los productos en los que el anión que acompaña a este elemento (que no es un medicamento sino un alimento) es beneficioso para nuestro organismo.

Por eso, los complementos de mi marca son alimentos que pueden tomarse sin descansar, toda la vida, como cualquier otro nutriente necesario para mantenernos con salud, buen ánimo y también conservando al máximo posible nuestro dinamismo.

¿Por qué los médicos recomiendan tan poco el magnesio?

Los de cierta edad no tienen ni idea de cuál es la función que desempeña este elemento en el metabolismo del hombre, amenos que lo hayan estudiado por su cuenta.

Los que empezaron la carrera después del año 1975, si tuvieron un buen profesor de bioquímica, aprendieron que se necesitan determinadas concentraciones de magnesio en el interior de las neuronas y de las fibras musculares para la repolarización de las mismas, al igual que en todo tipo de células para su reduplicación y también en la síntesis de proteínas y otras sustancias necesarias para la vida, como las enzimas, anticuerpos, hormonas, etcétera.

Ya en los años ochenta se supo que se necesita magnesio en *TODAS* las reacciones del metabolismo humano intracelular de *TODOS* los seres vivos que precisan energía suministrada por el ATP, GTP, UDP y otros.

Los más documentados, o los que por su trabajo se han relacionado más con la bioquímica, se han ido informando paulatinamente de estos hechos. Muchos de ellos toman magnesio porque saben que los tratamientos de rejuvenecimiento de la doctora Asland se basan en el magnesio y la procaína, y que la *pilule de jeunesse* francesa contiene magnesio y vitaminas del complejo B que refuerzan la acción del mismo; de ahí el interés en tomar levadura de cerveza. Supongo que además leen, o al menos ojean, artículos aparecidos en revistas médicas españolas y extranjeras que tratan estos temas.

El hecho de que no lo recomienden tiene varias explicaciones: por un lado, no reconocen los síntomas que señalan su deficiencia, y, por el otro, todavía no conocen su importancia en el mantenimiento del organismo en buen estado de salud. Me he encontrado, además, con algunos médicos que, conociendo bastante del tema, me confesaron con unas u otras palabras, y de forma más directa o más diplomática, que si recetaban magnesio iban a perder más de la mitad de su clientela. Estos eran muy listos y sabían lo que decían. Porque... ¿cuáles son los síntomas de la falta de magnesio? Muchísimos y que afectan a distintas partes del funcionamiento en nuestro cuerpo.

Empezando por lo más elevado, la esfera intelectual, su deficiencia produce ansiedad, desasosiego, tristeza, pesimismo. Tendencia a la depresión y abandonismo, porque parece que falta fuerza intelectual, memoria, creatividad.

Incluso los sentimientos parecen desvanecerse en la situación de angustia por la que atraviesa la persona. Muchos lo describen como «agotamiento mental», otros creen que están pasando una depresión, sobre todo las mujeres que están sometidas a una dieta de adelgazamiento, sin chocolate, sin almendras, con pocas calorías y falta también de complejo B.

El sistema neurovegetativo es de los más afectados por esa deficiencia, que se traduce por la presentación de espasmos en la laringe, en el esófago, estómago, intestinos y vesícula biliar, y que antes se denominada «distonía neurovegetativa y en la actualidad *espasmofilia*, que, por cierto, es un término que todavía se usa poco en nuestro país.

Los médicos suelen achacar estos trastornos a «los nervios», no dando importancia al tema en la primera consulta, alternando con la receta de un sedante o un relajante en la segunda,y muchas veces con un volante para un psiquiatra en la tercera y un neurólogo después, cuando el tema sigue sin resolverse.

En relación con el origen de los espasmos de los músculos estriados, en forma de calambres u hormigueos, se atribuye, en muchas ocasiones, a la circulación, y eso es lo que me decían cuando me quejaba de que me despertaba con las pantorrillas agarrotadas o aparecían las rampas cuando estiraba las piernas en la cama; eso me dejaba muy perpleja, pues mis calambres, precisamente, aparecían de madrugada o por la mañana, es decir, cuando llevaba varias horas tumbada, que es la postura en la que la sangre circula con mayor facilidad, y aunque entonces yo no sabía por qué los tenía, de lo que sí estaba segura era de que no se debían a un problema circulatorio.

También de madrugada, y por lo tanto después de unas horas de descanso, solía tener arritmias y taquicardias. ¿Cuál era el motivo por el, que mi corazón funcionaba mal? La respuesta que me daban tampoco me satisfacía: «Los nervios». Porque la nueva pregunta es: ¿Y por qué los nervios se ponen a funcionar mal después de un descanso de varias horas en la cama y pasadas varias horas de sueño?

La respuesta verdadera es que el déficit de magnesio se acrecienta cuando la dieta no lo ofrece en la medida correcta o si toma mucho calcio o mucho potasio, que son dos cationes que compiten con el mismo por los «carriers», o transportadores intestinales que tienen que conducirlo a la sangre. Otro factor negativo para su absorción es la abundante ingestión de grasas.

Asimismo, el déficit de magnesio puede manifestarse con la aparición de cristales de oxalatos en la orina o piedras en el riñón y si la alimentación es correcta en lo referente a los nutrientes, la subcarencia del mismo también conduce a problemas en la regeneración de los tejidos como cartílagos; tendones y matriz orgánica del hueso, pared intestinal, estómago, faringe, vejiga, etc. Asimismo, como los anticuerpos también son proteínas, disminuyen las defensas. Pero en la mayoría de estos casos además, suelen darse subcarencias de vitaminas y alimentos proteicos, ya que en nuestro país aún no se ha explicado suficientemente que dichas sustancias deben empezar a tomarse en el desayuno.

Si la deficiencia de magnesio es circunstancial, se supera; y hay muchas personas que en esta situación sienten lo que ellos describen como una verdadera necesidad de comer chocolate, almendras o preparados con cacao, que son los alimentos que contienen magnesio en mayor medida.

Así pues, problemas que no parecen tener relación alguna unos con otros pueden tener el mismo origen.

Esto cuesta admitirlo, y más en una época de especialización y por unos profesionales que se ven bombardeados por una propaganda que les ofrece un medicamento para cada síntoma. Y si el consultado es una persona influenciable o con poco criterio propio, llegan a darse casos como el de una amiga de mi familia que salió a la calle con una cuartilla en la que el nombre del galeno estaba en la cabecera en posición vertical y tenía en la carilla delantera diez fármacos y dos más en el dorso.

O sea, una madre de familia de treinta años que había tenido tres hijos en seis años, porque se sentía fatigada y se le presentaban taquicardias en la cama y dolores en todo el cuerpo, debía atiborrarse de analgésicos, tranquilizantes, somníferos, antiinflamatorios, vasodilatadores, y así hasta doce preparados distintos.

¡Ojo!, y no le preguntaron: «¿Usted qué come?». Porque desde hace décadas nos estamos encontrando con muchas embarazadas a las que les han «prohibido» engordar más de cuatro o cinco kilos y, después del parto, acaban con unas deficiencias de fósforo, magnesio y complejo B en muchos casos, que las conducen a verdaderos estados de agotamiento mental, físico y a pasar una temporada más o menos larga en una situación verdaderamente angustiosa. Y lo triste es que los niños nacen también con tendencia a tener espasmos que se traducen en vómitos y una irritabilidad nerviosa que les provoca un descanso inquieto, soñando en voz alta y con unas defensas bajas que les hace estar constantemente resfriados. Si además les dan antibióticos, les faltan las bacterias intestinales que fabrican algunas vitaminas del complejo B y la K; y a la larga, e incluso a la corta, empiezan con ciertas molestias en las piernas, que cuando se consultan al pediatra, la respuesta, muchas veces es: «Son dolores de crecimiento».

Todavía hay quien cree que estoy obsesionada con este elemento. Lo que ha ocurrido, en realidad, es que antes de dedicarme a la dietética trabajé en la agricultura, especializándome en su época en el estudio de los suelos y abonos. Esta formación ha sido decisiva en mi preparación como dietista; el hecho de haber estudiado la carrera de química me ha permitido dominar la bioquímica; con el conocimiento de los procesos metabólicos del cuerpo humano, que creo es el ideal para la conservación de la salud, y a la enseñanza de lo que a ello contribuye, he dedicado fundamentalmente mi trabajo, procurando la divulgación de temas que naturalmente el hombre de la calle no va a ir a buscar en los textos de bioquímica. Téngase bien presente que todo problema de salud es un problema de química a resolver, y que cualquier manifestación de enfermedad en una parte del cuerpo indica que algo funciona incorrectamente en el todo.

Insisto en que acostumbro a repetir —y no se me hace mucho caso— que cuando algo va mal en una parte del organismo, significa que algo va mal en la química total.

¿Y cuáles son los factores que intervienen en ese todo? El medio ambiente, el que nuestras costumbres sean más o menos higiénicas (como el no beber alcohol y no fumar), incluso el que no busquemos o huyamos de situaciones que sabemos provocarán tensiones y, en gran medida, la alimentación.

Porque, ¿qué son los alimentos? Las sustancias que ingerimos para obtener de las mismas la energía que necesitamos para vivir, movernos y mantener el cuerpo a una temperatura constante y con las que formamos y reparamos el desgaste de nuestros tejidos y fabricamos todas las sustancias indispensables para nuestra supervivencia.

Al conjunto de reacciones químicas que mantienen vivo el cuerpo humano lo llamamos metabolismo; unas queman los hidratos de carbono y las grasas en una combustión, lenta, que suministra joules (unidades de trabajo), calorías, y como subproducto de las mismas expelemos por los pulmones CO_2, o sea, anhídrido carbónico y vapor de agua, a la manera de un motor de combustión, solo que el modo de llevarla a cabo en el cuerpo humano es más lento y a través de muchos pasos, en los cuales se necesitan moléculas fosforadas, NAD, vitaminas y ciertos minerales como catalizadores. A estos procesos los llamamos CATABOLISMO.

Tanto las sustancias que quemamos en el catabolismo como aquellas a partir de las cuales construimos nuestro cuerpo y reparamos su desgaste después, entran en nuestro organismo con los alimentos. En efecto, estos nos suministran la glucosa y los ácidos grasos, que son nuestros nutrientes energéticos fundamentales, y también con los alimentos obtenemos los aminoácidos y los minerales que son nutrientes, llamados plásticos o constructivos; también las vitaminas que, con algunos minerales, se clasifican como funcionales. Es decir, hay minerales que forman parte de ciertos tejidos, como el calcio del óseo o el hierro de la sangre, y a la vez también son funcionales.

Una vez formados los tejidos, sus proteínas y células tienen una vida media prefijada, y para esa renovación celular y formación de nuevas proteínas (como también en los enzimas y anticuerpos) tenemos que comer alimentos plásticos (constructivos) toda la vida. Hay una única excepción en este *turnover* del cuerpo humano: las neuronas, que no se pueden reponer.

En todos los demás casos, si no hay ningún problema en el ADN que impida la correcta codificación, el desgaste se compensa con la fabricación de tejido nuevo, proceso que va declinando con la edad, al parecer debido a que las agresiones a que está sometido el ADN le van produciendo mutaciones que le impiden dar las órdenes correctas; por ejemplo, en la fabricación de proteínas, y aunque estas a veces son operativas, de hecho con los años se van desvirtuando las respuestas a las enfermedades o a ciertos problemas del organismo.

De todos modos, y lo estamos viendo ante nuestros ojos, diariamente la gente vive pensando, trabajando, relacionándose con el mundo, y los demás curándose de sus enfermedades hasta los ochenta años; y a veces más, gracias a que a lo largo de ese tiempo van alimentándose. Cuanto mejor lo hagan, menos trastornos sufrirán, y hacerlo bien es comer adecuadamente de acuerdo con su gasto de energía, sus necesidades de proteínas, vitaminas y minerales, e incluso llevando dietas adecuadas a determinados problemas genéticos (es decir, heredados) o adquiridos en el devenir de los años.

Resumiendo: somos un programa encerrado en el ADN y la realización del mismo se hace gracias a unas sustancias llamadas «nutrientes» que tomamos con los alimentos.

CATABOLISMO HUMANO (ciclo de Krebs)

Componentes químicos del ciclo de Krebs.
Para mayor claridad se han omitido las enzimas

CATABOLISMO HUMANO
(Enzimas y coenzimas del ciclo de Krebs)

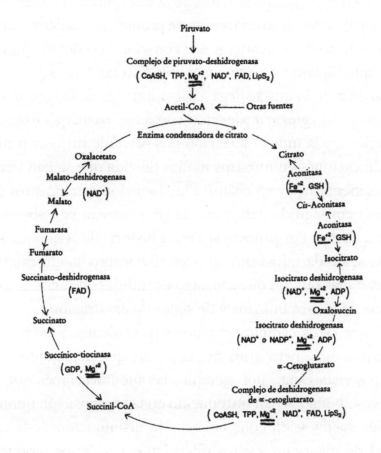

Los cofactores se muestran entre paréntesis debajo de cada enzima.

Es evidente que si el programa es correcto y tomamos nuestra alimentación en la medida adecuada, nuestra química funcionará bien, y a la inversa, una dieta desequilibrada suele ser el principal factor desencadenante de problemas y enfermedades. Los hábitos alimenticios son consecuencia de un aprendizaje que hicieron nuestros mayores a lo largo de siglos y, en la medida de lo que se llega a saber a través de la ciencia empírica, y que, *grosso modo*, eran correctos, hasta que llegamos al siglo xx y la industrialización nos permitió introducir unas modificaciones en nuestros modos de vida que se han vuelto más sedentarios, y en cuanto a la obtención de alimentos que se han conseguido aumentar en gran manera con abonados «artificiales». Por primera vez en la historia de la humanidad, en la segunda mitad del siglo xx se han producido cambios mucho mas rápidos que a lo largo de millones de años de existencia de la raza humana y de siglos de civilización.

Entre estos cambios muchos son evidentes y están ante nuestros ojos, pero otros no; entre los que no se aprecian a simple vista están, por ejemplo, las modificaciones que los nuevos abonados han introducido en la composición química de los suelos y, en consecuencia, la disminución de la cantidad de magnesio y otros oligoelementos de los productos agrícolas. Ello ha afectado a la salud humana, conduciendo principalmente al llamado «mal del siglo», la artrosis y la descalcificación. Además, y eso es evidente, no solo afecta a los humanos, sino también a muchos animales como los pollos, los cerdos, los perros, las vacas y hasta los toros de lidia, que son animales criados con mimo y sin estrés, ya que viven en las dehesas como sus abuelos y bisabuelos (que no tenían artrosis), y aunque, en apariencia, su trayectoria vital es la misma, hay una diferencia en su alimentación, y es fundamentalmente la disminución de la cantidad de magnesio de los pastos y los piensos; los toros de ahora se caen, y vemos devolver a los corrales animales que cojean de las ganaderías más prestigiosas y en las plazas de más tradición, y en corridas por las que se han pagado muchos millones.

En resumen, sin que casi nadie se haya dado cuenta, con una alimentación aparentemente igual, se están llegando a deficiencias minerales, sobre todo en magnesio y ciertos oligoelementos, que si bien en cuanto a estos últimos es fácil de corregir, comiendo con frecuencia pescado (mejor a diario) o, en su defecto, con algas, pero que en relación con el magnesio resulta difícil de compensar, ya que tendríamos que tomar muchísimo chocolate, precisamente en una época en la que se rinde culto a la delgadez (incluso más que a la belleza), y ello suponiendo que no hubiera ningún otro problema que nos impidiera comer grandes cantidades de cacao, ya que hay personas que tienen alergia a este alimento o bien no pueden tomar la cantidad de azúcar o manteca de cacao que llevan los preparados del mismo.

Así que muchos de los problemas achacados a la llamada «vida moderna», como el estrés descompensado con una fatiga aparentemente sin motivo, espasmos, dolores y desgastes en las articulaciones, calambres y una multitud de etcéteras que he citado y que volveré a retomar, pueden mejorarse comiendo correctamente y con un suplemento de magnesio. Pues esto, y precisamente porque la solución es tan sencilla, es lo que muchas personas no quieren tener en cuenta.

Más de un paciente ha venido a verme precisamente porque cuando le han diagnosticado una artrosis y le han dado analgésicos, a la pregunta de: «Doctor, ¿y la alimentación?», les han respondido que «la alimentación no tiene nada que ver con la artrosis». Entre las personas que se dirigieron a mí precisamente como consecuencia de esta respuesta, había una enfermera muy espabilada que me decía: «Pero entonces ¿para qué cree mi jefe que comemos?» Y añadía: «y lo más gordo es que cualquiera se atreve a decirle nada».

En ocasiones me he encontrado con pacientes que han venido precisamente porque su médico les ha mandado a mi consulta; suelen ser personas de pueblo conocidas por el doctor y con muchos problemas, como el caso de una señora con mala salud que recientemente había enviudado y tenía un hijo drogadicto, o casos parecidos. Entonces le han dicho: «Si te mando a un especialista, te va a dar una medicación que nos va a ocasionar problemas que tú padecerás y yo también me voy a encontrar, porque vendrás a verme con el hígado, el estómago y los intestinos, e incluso los riñones, mal; vete donde esta persona, que te pondrá un tratamiento que sé que es eficaz y no te hará ningún daño». Les agradezco su atención y desde aquí les brindo mi colaboración en lo que entra en la medida de mis conocimientos, que a la vista están o de la documentación que tengo, que en relación con el magnesio es prácticamente todo lo publicado en el mundo desde el año 1972.

Y luego tengo también el testimonio de personas, muchas veces enfermeras, que se hacen esta reflexión: «Si mi jefe toma magnesio —y yo sé con toda seguridad que lo hace—, ¿por qué no me lo recomienda a mí ni a sus pacientes?».

¿El tomar magnesio puede influir en la disolución de las piedras en la vesícula?

No. Así como he dicho que las de riñón son fundamentalmente de oxalato cálcico, sobre el que suelen depositarse, además, fosfatos y en ocasiones uratos, las que se precipitan en la vesícula son de colesterina, es decir, no son cálcicas y, en

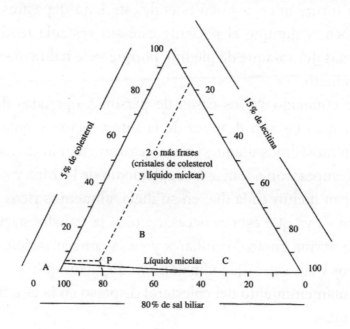

consecuencia, no se pueden sustituir iones Ca^{++} por Mg^{++}, que es lo que sucede en las renales, consiguiendo que se desmoronen debido al pequeño volumen de los magnésicos.

La bilis es una secreción acuosa en la que hay disueltos ácidos y sales biliares, colesterina y lecitina, y si la proporción de colesterina pasa de un límite en relación con las sales biliares y la lecitina, precipita formando barros o las llamadas «piedras» en la vesícula.

Es más, si a un paciente se le ha extirpado la vesícula porque tenía depósitos sólidos, pero la persona sigue con poca lecitina, que fundamentalmente es la molécula que mantiene en forma micelar el colesterol, este hará depósitos en el colédoco, y aunque el paciente esté sin vesícula tendrá los síntomas del «ataque de piedra» porque se le habrá obstruido el conducto.

He conocido varios casos de personas operadas de este problema, que aun después de la intervención seguían con sus dolorosísimos ataques; estos cesaron cuando dichas personas empezaron a tomar un suplemento de lecitina y no descuidaron incluir cada día, en su dieta, alimentos ricos en vitamina C, ya que esta es necesaria para la transformación de la colesterina en ácidos biliares y en la concentración de los mismos y sus sales, que también son un factor que interviene en el mantenimiento del colesterol disperso en la fase líquida de la bilis.

Hay que recordar que la vesícula biliar es un reservorio de la secreción hepática, que vierte un chorrito de bilis, por el colédoco, cuando el quimo, que es el resultado de la digestión estomacal, se vierte en el duodeno; ello sucede por la acción de una hormona que le obliga a contraerse, y cuando falta esta reserva por haberse extirpado la vesícula, la bilis se vierte gota a gota a través del colédoco en el mismo sitio, y entonces, insisto, con una relación alta de colesterina frente a la lecitina y los ácidos biliares, se deposita la primera, en costras que taponan el propio conducto.

¿Puede hacer daño tomar magnesio en exceso? Concentración de Mg⁺ en suero Infartos mudos

Por vía oral el exceso tiene efectos laxantes; la capacidad de absorción de los iones Mg^{++} es limitada, ya que el paso de estos a la sangre se hace con la ayuda de unas moléculas transportadoras, que son unas proteínas que se hallan en un número determinado en la pared intestinal. Por ello, si se toma en una cantidad mayor que la permitida por los transportadores iónicos, el magnesio llegará al intestino grueso sin que haya podido absorberse, y como va rodeado de muchas moléculas de agua, las heces son más líquidas.

También limitan el paso del magnesio a través de la pared intestinal la presencia de otros cationes, singularmente los Ca^{++} (calcio), pues entre ellos hay una competencia por esos «carriers», o transportadores iónicos.

En cambio, si se inyecta en la sangre, hay que ir con cuidado, pues en la contracción y relajación muscular son antagónicos; es decir, junto con el ATP se necesita calcio para que los músculos se contraigan, y lo mismo en la fibra pálida que en los de fibra estriada o músculos rojos, y en los del corazón.

Por el contrario, el ATP con el magnesio permite su relajación, y un exceso del último lo haría demasiado; la utilización del magnesio en inyecciones suele hacerse en los ataques de eclampsia o cuando el paciente no puede tragar o está inconsciente; y es más, en la actualidad sabemos que muchos infartos de los calificados como «mudos» se producen por falta de magnesio en suero. Cuando una persona bordea los 1,5 miligramos por 100 cm^3 de sangre, corre riesgos de padecer arritmias y contracturas vasculares en las coronarias o en el cerebro y sufrir así un infarto o un ataque cerebral, sin excesos de colesterol ni triglicéridos a los que puedan atribuirse un estrechamiento de los vasos. Por falta de indicadores de hiperlipidemias, se les llama a esos infartos «mudos», como he dicho anteriormente. En los hospitales con técnicas avanzadas, una de las concentraciones que más se vigilan, en los procesos cardiovasculares es la concentración de magnesio en suero, que debe ser de:

$$2,4 \pm 0,2 \text{ mg}/100 \text{ cm}^3 \text{ o } 24 \pm 2 \text{ mg/l}$$

o expresado en miliequivalente de 2 meqtes, o bien 1 mmol.

Todavía podemos ver análisis de este elemento, que se dan como límites de su concentración entre 1,6 a 3 mg/100 cm^3. Insisto que no es correcto, pues los valores extremos no deben sobrepasar $\pm$ 0,2 mg, es decir, solo debe variar la concentración expresada en esas unidades, de 2,2 a 2,6 mg/100 m^3.

Una de las cosas que me sigue causando mucha extrañeza es que eminentísimos cardiólogos no conozcan esto, limitándose a decir que, si no hay un problema en el corazón, las arritmias no son peligrosas, atribuyéndolas en muchísimas ocasiones «a los nervios».

Normalmente, la persona que tiene muy baja la tasa de magnesio y 1,6 miligramos/100 centímetros cúbicos en la sangre ya lo es, corrientemente, antes de llegar a un problema serio, da síntomas como son contracturas, calambres en las piernas, muslos o pies, espasmos de cualquier tipo, sueño intranquilo moviendo los brazos o dando patadas, sensación de «tics» junto al ojo y, si se toman pocas proteínas en el desayuno o cena, aparición de problemas y lesiones en tendones y cartílagos.

Ténganlo muy en cuenta, pues estamos viendo fallecimientos y trastornos que parecen raros, porque no se piensa en lo que acabo de reseñar.

También se considera, por algunos médicos, que la llamada «muerte súbita del infante», o SIDS (Sudden Infants Death Syndrome), puede ser debida a una baja tasa de magnesio en la sangre de la madre.

Con un agarrotamiento de los músculos respiratorios en el adulto, este hace una inspiración profunda voluntaria, que es muy corriente en las mujeres y parecen suspiros. El bebé no sabe defenderse en esa situación y muere ahogado.

Pero, repito, ahora es demasiado frecuente el caso de muertes repentinas en adultos, y por lo que estamos viendo, los médicos no piensan en que con una deficiencia de magnesio las arterias sufren unos espasmos en sus túnicas musculares que llegan casi a cerrarlas; si este problema dura poco tiempo, la persona se recupera, pero si es largo, viene la falta de riego en el corazón o en cerebro y, en consecuencia, la muerte.

Como además de en las arterias, el magnesio interviene en la relajación del músculo cardíaco, la deficiencia del mismo provoca arritmias que suelen señalarse como la causa de la muerte súbita en los deportistas jóvenes.

¿El magnesio debe tomarse a diario?

Sí, y durante toda la vida; del mismo modo que necesitamos que nuestra dieta nos aporte cada día determinadas cantidades de hierro, calcio, fósforo, potasio, vitamina C, proteínas, ácidos grasos esenciales, etc. Hemos de tomar entre 500-600 miligramos diarios de este elemento, y aunque hay personas que con unos 450 quizá tengan suficiente; los que tienden a tener ansiedad, son emotivos, necesitan formar o regenerar tejidos, padecen infecciones, los diabéticos y, sobre todo, en situaciones de estrés, las necesidades se acrecientan. También necesitan un mayor aporte de este elemento los que tienen la pared intestinal lesionada y por ello se dificulta su absorción; entonces nos encontramos con un contrasentido, y es que hay personas que, debido a ciertas enfermedades, tienen diarrea y, sin embargo, deben aumentar la ingesta de magnesio para fabricar anticuerpos y luego reparar la pared intestinal. En este caso es preferible tomarlo en forma de carbonato con zumo de limón en agua o con yogures, o bien en forma de lactato y muy repartido, en varias tomas durante el día.

En la revista *Magnesium* correspondiente al 7-2-88 hay un trabajo de Leo Galland en el que se dice : «La deficiencia de magnesio es una complicación en la inflamación intestinal, demostrada en el 88% de los pacientes controlados. La disminución de la ingesta oral, la mala absorción y el incremento de las pérdidas intestinales son la causa mayor de la deficiencia de magnesio. Las complicaciones a que ello lleva incluyen calambres, problemas en el esqueleto, crisis de tetania, fatiga, depresión, arritmias, urolitiasis, dificultad en la curación de las heridas y trastornos de la motilidad del colon. El requerimiento oral puede llegar a ser de 700 mg/día, dependiendo de la mala absorción».

De modo que siendo el magnesio un laxante, sin embargo, en enfermedades que ocasionan un deterioro de la pared intestinal con diarreas, debe tomarse, precisamente, en mayor medida para ayudar a la curación del intestino.

La generalización de esta deficiencia en el mundo occidental nos trae en la actualidad frecuentes noticias de que tal persona (los que salen en el periódico son jueces, deportistas o políticos, es decir, personajes) ha sido ingresada en un hospital con un ataque de ansiedad. Y con consecuencias más graves, la legión de deportistas que han caído en el fútbol y en las marchas de fondo; es diez años murieron 28 maratonianos y teniendo en cuenta, las medias maratones, 42 corredores.

Magnesio y espasmos.
¿Qué es la espasmofilia?

Este término deriva del griego *spasmos* (σπασμόσ) y *philia* (γιλια), tendencia. Es una predisposición, a menudo hereditaria, a las crisis de tetania que se caracteriza por una hiperirritabilidad neuromuscular generalmente latente, pero que se desencadena por situaciones de estrés físico o psicológico, como el embarazo, la enfermedad, operaciones o situaciones de tensión emocional, ya sean originadas por problemas familiares, de trabajo o cualquier otro tipo.

Las manifestaciones son variadísimas desde el punto de vista psíquico y físico. En el aspecto psíquico cabe destacar manifestaciones como ansiedad, depresión y a toda una serie de problemas cardiovasculares; también del sistema motor, trastornos digestivos, respiratorios, etc.

Todavía no hace mucho tiempo, a la espasmofilia se le llamaba *distonía neurovegetativa*, y dada la cantidad de trastornos que presentan los pacientes, en apariencia sin relación alguna, esas personas muchas veces llevaban la etiqueta de *hipocondríacos*, y se les consideraba en ocasiones como *enfermos ima-*

ginarios, ya que los procesos que no transcurren con una infección o lesiones perceptibles en algún órgano, muchas veces se achacan a «los nervios»; en esa calificación o clasificación genérica de muchos pacientes hay una infinidad de grados y modalidades, que ahora sabemos son debidas a una dificultad en la repolarización de las neuronas y de las fibras musculares, porque el transporte iónico a través de las membranas está dificultado, la mayoría de las veces, por la deficiencia de ciertos nutrientes, casi por regla general el magnesio y el fósforo.

Sabemos que ciertas células tienen una diferencia de potencial eléctrico llamado «potencial de membrana», que bajo ciertos influjos, como la acción de los neurotransmisores en el sistema nervioso, dan lugar a un «potencial de acción» mediante el cual se propaga la excitación de la célula nerviosa; ello provoca una entrada de iones sodio Na^+ hacia el interior de la célula y una salida de iones potasio K^+ hacia el líquido cefalorraquídeo. El estado original de la neurona debe ser restablecido mediante procesos de transporte activo que se hacen con gasto de energía, que sacan el sodio y reintroducen el potasio.

De hecho, la comunicación en las células nerviosas se hace con una señal química a través de un neurotransmisor y dos eléctricas que son la variación pasiva del potencial de acción.

La activación de los receptores provoca la apertura de canales iónicos específicos y se produce un cambio en la polaridad de la membrana. Si predomina la despolarización, se provoca un potencial de acción que se propaga con intensidad constante a lo largo del axón de la neurona. La creación de este«potencial de acción» solo es posible en las células nerviosas y musculares, que por ello se llaman «excitables», mientras que el potencial de membrana lo poseen casi todas las células.

En las neuronas existen mitocondrias para el suministro energético; el ATP, que es la principal molécula donadora de energía química, se necesita para la formación de los neurotransmisores, para el establecimiento y restablecimiento del potencial en reposo o de «membrana» y para el transporte axonal o «potencial de acción»; pues bien, el ATP es magnesio dependiente, y si la concentración de iones Mg^{++} no es correcta, disminuye la actividad del ATP; no se repolarizan las membranas con la debida rapidez, ni se forman neurotransmisores en la medida adecuada, y hay que tener en cuenta que de ellos depende el que el corazón lata más o menos deprisa, el que los músculos se contraigan o relajen, el que las glándulas formen hormonas y enzimas digestivas, y también hemos de recordar que los neurotransmisores y los neuropéptidos o neuromoduladores son responsables además de los movimientos, de las emociones y del comportamiento.

Por todo esto, el déficit de magnesio, que es el más frecuente (y en algunos casos muy importante), tiene un papel principal en la presentación de trastornos como ansiedad, disminución de la agilidad mental, etc.; como junto con el ATP es indispensable en la relajación muscular, si su concentración es baja en las células, los músculos tienden a tener contracturas y espasmos.

En consecuencia, se producen una serie de manifestaciones que en apariencia no tienen relación entre sí y, sin embargo, obedecen a una misma causa: déficit de Mg^{++} y, en ocasiones, de fósforo, que afectan al cerebro consciente, al inconsciente, a las vías nerviosas autónomas y a la musculatura, lisa, estriada y al músculo cardiaco; también al deterioro de todos los tejidos por falta de reparación de los mismos, tal como ocurre en la artrosis, descalcificación, fragilidad de los tendones, de los vasos sanguíneos y paredes del tubo digestivo, tanto del esófago como del estómago e intestinos, y también al no formar defensas en la medida correcta, aparecen rinitis, laringitis y cistitis repetidas, junto a una vulnerabilidad frente a las infecciones.

Los trastornos neuromusculares suelen tener un denominador común que es un cansancio, que muy corrientemente comienza con una previsión negra para el día que se avecina, ya que los espasmofílicos se despiertan cansados, incluso si en un día de fiesta permanecen diez horas en la cama, sus primeros minutos les resultan penosos, y es muy frecuente que corran a por un estimulante tipo café, infusión o un zumo de cítricos; en ocasiones, sin aparecer este tremendo cansancio matinal, hay momentos en los que se llega a un anonadamiento, como si se fuera la vida del cuerpo, y que puede acabar en una arritmia, una taquicardia o un malestar como si se acabara de resucitar, y también puede pasarse de una sensación de frío a oleadas de calor, llegando en algunas personas a trastornos de regulación térmica que pueden originar en ocasiones unas décimas de fiebre que duran meses o años y que exámenes exhaustivos de posibles focos de infección no dan ningún resultado, ya que el hecho real es una falta de regulación térmica por trastornos cuyo origen está en una dificultad de repolarización de las membranas celulares en las neuronas y los tejidos musculares. Y eso ni se ve, ni se detecta con ningún aparato o medio de los que se acostumbran usar en medicina, que fundamentalmente están dirigidos a buscar una microlesión.

Por desgracia, todavía no se ha generalizado la investigación de la concentración de magnesio en sangre, cuando se hacen análisis de esta.

Si tenemos en cuenta que estos trastornos suelen ir acompañados de una gran ansiedad, se comprende que la vida de las personas con espasmofilia es realmente angustiosa.

La opresión en el pecho, o la sensación de «bola» en la garganta que se presenta muy frecuentemente, y los pequeños dolores en el pecho, seguidos o no de taquicardias o arritmias, hacen temer por una enfermedad cardiovascular que luego el cardiólogo no confirma y achaca estas manifestaciones a «los nervios»; pero el paciente siente todos esos trastornos y también mentalmente está pensando que no le han entendido su enfermedad y su vida se vuelve triste y penosa. Como la persona que padece esos síntomas tiene miedo a que se le presenten en cualquier momento; le da miedo salir, viajar, mezclarse con la gente, y se va volviendo retraída, apesadumbrada, separándose en cierto modo de su familia y de sus relaciones de amistad.

Muy frecuentemente, este estado, que en su fundamento aparece o se agrava por las carencias de fósforo y singularmente de magnesio, se psiquiatriza, colgándole la etiqueta de «depresión», y se atiborra al paciente de fármacos, fundamentalmente antidepresivos y relajantes, con lo que sus problemas no son afrontados desde la raíz, sino que son solapados o sus síntomas acaban siendo ignorados.

En Alemania hay equipos de neurólogos especialistas a los que también se envían estos enfermos, que ya tratan la espasmofilia con unas cantidades de Mg^{++} que no habíamos visto hasta ahora más que en pacientes con diarreas, pues recomiendan por vía oral entre 600 y 800 mg/día, y en ocasiones hasta 1.400 mg de suplemento. Tal es el caso del doctor Fehlinger, de la Clínica Neurológica-Psiquiátrica del Klinikum BerlinBuch, 1115 Berlín.

Los espasmos arteriales pueden ocasionar también trastornos en la visión, como puntos negros en el campo visual o la sensación de que las letras se mueven al leer; asimismo, pueden originar o agravar las «migrañas», en las que se siente como latidos a los lados de la cabeza, e incluso dar lugar a que aparezcan zumbidos o murmullos en los oídos.

Otros de los síntomas es que en la cama se siente como una «caída» o se «disparan» los brazos o las piernas, o estas necesitan moverse durante un rato como «piernas móviles», e incluso pueden aparecer temblores, manos entumecidas, etc. Y, normalmente, muy pocos especialistas saben todavía cuál es la causa de estos trastornos que cada vez alcanzan a mayor número de personas.

También en las enfermedades llamadas psicosomáticas se le empieza a dar la importancia que le corresponde, reconociendo que, al menos en España, el papel del magnesio en el funcionamiento celular ha sido un campo poco estudiado, según el profesor Sobrino, catedrático de Fisiología en la Facultad de Medicina de la Universidad Complutense de Madrid, señalando que el magnesio es un catión crucial en el proceso de transmisión del impulso nervioso. Y por fin, y en contra de lo que ha escrito un conocido nutrólogo, el profesor P. Lorenzo, de la misma Facultad, asegura, al igual que hacemos todos los especialistas en el tema, que la alimentación moderna a menudo no cumple con los requerimientos mínimos de magnesio, que se sitúan en los 5-6 mg/kg/día y que aumentan en situaciones como crecimiento, el embarazo, lactancia, con estrés, diabetes, exceso de estrógenos en la sangre, hipertiroidismo e incluso factores constitucionales.

Si además tenemos en cuenta que el cacao es el alimento más rico en este elemento, y que muchas personas evitan comer chocolate (porque engorda, por el hígado, por problemas circulatorios, evitando la ingestión del azúcar y la manteca de cacao, por alergias, etc.), se entiende la generalización de una subcarencia de magnesio.

Si han leído con detenimiento este capítulo, pueden ver que lo que en él se dice los lleva a la conclusión de que los infartos «mudos» y muertes repentinas en personas sin problemas de exceso de lípidos, en la mayoría de los casos, son debidos a la falta de magnesio.

En una muerte repentina, debe analizarse el contenido de este catión en sangre y recordar que la concentración correcta solo está entre 2,2 a 2,6 miligramos por 100 de sangre.

Deficiencia de magnesio primaria, secundaria y asociada a factores genéticos ligados a los sistemas HLA

Como ya he señalado en repetidas ocasiones, la deficiencia de magnesio primaria es consecuencia del abono que se suele utilizar en algunos países desde la Primera Guerra Mundial, y desde mediados del siglo XX en el nuestro. Su función consiste en restituir al suelo nitrógeno, fósforo y potasio fundamentalmente. Ello ha tenido como consecuencia una disminución de ciertos oligoelementos en los cultivos, pero sobre todo del magnesio, el promedio de cuyas extracciones es de unos 20 kilos por hectárea y año.

Según estudios realizados en Francia, Estados Unidos y Canadá, este hecho ha provocado la disminución del magnesio en los alimentos, de forma que si a comienzos del siglo XX los ingeridos en un día contenían 450 miligramos, en la actualidad, comiendo aparentemente lo mismo, solo contienen unos 225-250 miligramos, según la cantidad de preparados con cacao, almendras y legumbres que se ingieran, pues estos son alimentos más ricos en contenido del mineral al que nos referimos.

Además, se considera que la alimentación occidental siempre ha sido escasa en magnesio, pues se estima que, en condiciones normales, deben ingerirse 500-600 miligramos, de los cuales se absorbe aproximadamente la mitad. Hay que tener en cuenta que una cosa es la cantidad ingerida y otra, mucho menor, la que puede pasar a la sangre. Ya hemos explicado que la absorción de este nutriente depende de la presencia de unas proteínas transportadoras y que parece haber una competencia por las mismas con otros iones, como los Ca^{++} y K^+ (calcio y potasio).

Asimismo, se da la circunstancia de que cada vez se toma menos chocolate. Las mujeres y las jovencitas no son las únicas en evitarlo para conservar la línea, también lo hacen las personas que padecen exceso de colesterol y triglicéridos o quieren prevenirlo, los diabéticos, etc. Otros alimentos que contienen magnesio en cantidades notables son almendras, cacahuetes, legumbres y algunos tipos de gambas; precisamente en contradicción con lo que hasta hace poco se creía, que eran las plantas verdes. Sin embargo, algunos nutricionistas de nuestro país parecen no estar todavía informados de ello.

Hay situaciones, no obstante, en las que el gasto de este nutriente aumenta de forma extraordinaria, y observamos los llamados «déficits secundarios».

Ya sabemos que, si practicamos mucho ejercicio físico, hemos de aumentar los hidratos de carbono en la dieta; si además pasamos frío, las grasas. Del mismo modo, si recordamos el papel del magnesio en el funcionamiento del sistema nervioso, entenderemos por qué aumentan tanto las necesidades del mismo —así como las del fósforo— en estados de estrés.

Pensemos que el Mg^{++} ATP interviene, además de en la formación de neurotransmisores y neuromoduladores, en la creación y el restablecimiento del «potencial de membrana» y en el mantenimiento del «potencial de acción» a lo largo de los axones de las células nerviosas. Así se explica la mayor necesidad de estos dos elementos en personas con un gran gasto de energía mental, ya sea a causa de preocupaciones o cualquier tipo de exceso de actividad de este sistema, También los atletas y los deportistas necesitan aumentar la ingestión de fósforo y magnesio, lo que hacen, normalmente, consumiendo mayor cantidad de alimentos con cacao, almendras y avellanas.

Los diabéticos con magnesuria*, al tener aumentada la excreción de este mineral, suelen presentar una hipomagnesemia**, con todos los problemas que la misma conlleva. En el Simposio celebrado en 1971, en Baden-Baden, se presentaron tres ponencias en las cuales se señalaba que las retinopatías son más graves en los pacientes con déficits de magnesio más acusados.

---

* Exceso de magnesio en la orina.
** Deficiencia del magnesio en la sangre.

Las diarreas y el exceso de sudoración provocan pérdidas de este elemento, y los diuréticos fuertes, a su vez, no solo producen grandes déficits de potasio, sino también de magnesio.

Los tratamientos con corticoides, el hipertiroidismo y el hiperparatiroidismo originan también un déficit secundario, así como el alcoholismo, los anticonceptivos y los estrógenos que se administran en determinados casos en la menopausia.

Como el magnesio, junto al ATP y el GTP (adenosintrifosfato y guanosintrifosfato), es indispensable en la síntesis de proteínas, sus necesidades aumentan en la época de crecimiento rápido, en embarazo y en lactancia, con las operaciones quirúrgicas, cuando se producen quemaduras y en el curso de enfermedades infecciosas en general, para la formación rápida de leucocitos y anticuerpos.

Muy recientemente, en París, en los hospitales Necker, por un lado, y Cochin, por otro, dos grupos de médicos y farmacéuticos han podido observar, en los análisis realizados para trasplantes sobre los grupos HLA, que los que poseen el HLA B-35 presentan una deficiencia de magnesio en suero, que se corresponde también con una deficiencia de magnesio celular. De ahí que, según los doctores Santarromana, Delepierre, Feray, Frank, Garay y Henrrotte, de las Facultades de Farmacia y del Hospital Necker, «existen relaciones entre magnesio total, magnesio libre y factores genéticos asociados a los grupos HLA».

Por su parte, J. Durlach, del Hospital Cochin, escribe: «El déficit de magnesio y el estrés se refuerzan uno a otro en un circulo vicioso patogénico. El alelo tipo Bw 35 del HLA y el tipo de conducta A discriminan dos factores constitucionales que incrementan los requerimientos magnesianos».

Ambos trabajos aparecen en la revista *Magnesium Research* correspondiente a los números 3 y 4 del volumen 2 del año 1989.

Síntomas y problemas del déficit magnésico
Sistema nervioso central y neurovegetativo

El déficit afecta al cerebro consciente e inconsciente, a las vías nerviosas motoras y de la sensibilidad y al sistema nervioso autónomo (simpático y parasimpático).

Insisto: cuando se desencadena la espasmofilia aparecen unos signos que van desde un simple nerviosismo a verdaderas crisis de angustia con una ansiedad prácticamente constante, que se suele manifestar muy frecuentemente en un gran cansancio y en la incapacidad para hacer el trabajó como antes; en temores, como, por ejemplo, ir a lugares donde hay mucha gente, subir en ascensor, estar en una habitación cerrada entrar en un gran almacén; todo ello unido a la impresión de que algo malo va a suceder, incluso se puede llegar al temor de una muerte inminente:

Como consecuencia, el paciente o la paciente (hay más mujeres que hombres) se va aislando, quedándose en casa y, en cierto modo, se va separando de su familia porque pide que quiten la música, que bajen la voz, que no hagan ruido, que no le pidan que salga, y a ello se añade el que en algunos ca-

93

sos no se produce una correcta regulación de la temperatura corporal y aparecen décimas. Entonces comienza la ronda de médicos para averiguar la procedencia del malestar, no aparece el foco de infección que se está buscando, pues se trata de un fallo de funcionamiento en una constante biológica y que se suele achacar a «los nervios», con razón, pero sin averiguar la causa del mal funcionamiento.

Y todo se complica con lo que explico a continuación.

Espasmos musculares, arritmias, infartos, etc.

Conocemos ya los procesos físico-químicos y eléctricos que permiten la contracción y la relajación muscular, y sabemos que las células de estos tejidos son excitables, que entre las mismas y el medio que las baña hay una diferencia de potencial eléctrico de unos -70 milivoltios, es decir, un potencial negativo en el interior celular, y que para conseguir la contracción hace falta ATP y Ca^{++} (iones calcio); sabemos que se produce una despolarización eléctrica, con una salida de iones K^+ (potasio) al exterior y una entrada de Na^+ (sodio) en el interior. También que para conseguir la relajación de la fibra muscular necesitamos una «bomba» que saque los iones Na^+ contra un gradiente de concentración, pues hay mayor cantidad de los mismos fuera, y que al mismo tiempo haga

94

entrar los K⁺ en el interior celular. La enzima que permite el trabajo de repolarización de las fibras musculares se llama «sodio-potasio-ATPasa-magnesio dependiente» y se representa así: $Na^+ - K^+ - Mg^+ATP$. De hecho, es la misma que también permite restablecer la diferencia de potencial eléctrico en las neuronas, lo que se consigue metiendo dos iones K⁺ y sacando tres Na⁺, y llevando hacía el exterior los Ca⁺⁺ que hayan pasado al interior celular.

Total, que si una persona no tiene suficiente magnesio para que la bomba accionada por el Mg⁺⁺ATP trabaje correctamente, no se consigue que el potasio entre y el sodio salga, por lo que las fibras quedan contraídas en mayor o menor medida y aparecen los síntomas que normalmente suelen asociarse a los del capítulo anterior: dificultad para respirar, con impresión de ahogo, porque el aire no entra bien en los pulmones, contracción de la faringe con la subsiguiente sensación de «bola en la garganta», calambres musculares, hormigueos en las manos y pies y en ocasiones incluso alrededor de la boca, temblores en los párpados, estreñimiento o diarreas, sobresaltos por cualquier ruido, y también durante el sueño que nos despiertan con la sensación de dar una patada o un salto en la cama, pesadillas que a veces llevan a hablar soñando y tras las cuales nos despertamos agotados.

Dejando aparte el hecho de que la falta de magnesio conduzca a la artrosis, las contracturas musculares pueden producir molestias de espalda y cuello con la sensación de rigidez y dolor a la vez.

Los espasmos que afectan a los vasos sanguíneos pueden producir dolores de cabeza y verdaderas migrañas, vértigos, lipotimias, frío en las extremidades: los dedos llegan a quedarse blancos e insensibles, es el llamado «síndrome de Raynaud». A veces también producen la sensación de que las letras se mueven mientras leemos o de que las casas, en la calle, se alejan o acercan, lo que los franceses llaman *flou visuel*, En ocasiones aparecen, al mirar, pequeñas manchas con zonas sin visión y puntos luminosos al cerrar los ojos.

Este tipo de espasmos vasculares también son responsables de pinchazos o pequeños dolores en la zona del corazón, y cuando la concentración de ión M^{++}, en suero, alcanza los 1,4 mg/100 cm^3 puede sobrevenir un infarto o un ataque cerebral. Si el espasmo dura mucho tiempo, la falta de riego en el cerebro o en el corazón puede producir la muerte. Son los infartos «mudos», a veces sin colesterol, sin triglicéridos, incluso en no fumadores; es decir, se dan en personas que no presentan factores de riesgo de problemas vasculares, pero sí estrés, que, al producir una gran pérdida de magnesio, puede conducir al umbral de los espasmos sin recuperación si no se compensa.

Por el contrario, si la contracción ha durado poco, los infartos o ataques cerebrales no dejan secuelas, pues al reanudarse el riego no queda una zona necrótica en el corazón o en el cerebro. Estos procesos empiezan, a veces, con hormigueos o calambres que se van apoderando de todos el cuerpo o que son muy fuertes en las extremidades.

Cuando hay deficiencia de magnesio, y en relación con los sistemas circulatorio y muscular, además de los pinchazos o pequeños dolores en la región precordial se presentan arritmias, extrasístoles y taquicardias (palpitaciones) que incluso llegan a despertar de madrugada, de modo que esta especie de «ataque al corazón» ocurre precisamente cuando la persona lleva un tiempo descansando, lo que resulta muy llamativo.

Las lipotimias, a su vez, pueden achacarse en muchos casos a estas contracturas en los vasos, que, insisto, en muchas ocasiones se deben a un déficit de magnesio o a un gasto acrecentado del mismo causado por estrés, diabetes, exceso de estrógenos, etc.

Hipertensión

Puesto que las arterias tienen una túnica muscular transversal y otra logitudinal, resulta fácil entender, gracias a las explicaciones expuestas en los capítulos anteriores, que las contracturas y los espasmos en estas capas musculares también pueden conducir a una hipertensión. Esta suele presentarse asociada a un estrés y frecuentemente es calificada de emocional o «esencial» por su origen hasta ahora desconocido, ya que puede aparecer en personas con riñones que funcionan perfectamente, según los análisis de sangre, y sin excesos de triglicéridos y colesterol a los que puedan achacarse la formación de ateromas que produzcan un estrechamiento de las arterias.

Pese a que el número de fumadores disminuye, pues, gracias a los medios de divulgación, se sabe que la nicotina es vasoconstrictora, sigue habiendo muchas personas con unos riñones que trabajan muy bien, sin factores de riesgo de formación de ateromas, que no son fumadores y que en ocasiones tienen unas subidas de tensión que, además, en muchas ocasiones tienen la particularidad de presentar la mínima descompensada, acercándose a la máxima.

A estos pacientes les suelo recomendar infusiones de hierbas relajantes, como la melisa, el espino blanco con azahar o la tila. Si también presentan alguno de los síntomas explicados en los capítulos anteriores, se aconseja añadir unos 300-400 miligramos de ión Mg^{++} a su dieta diaria en forma de carbonato, cloruro o cualquier compuesto iónico de este elemento.

Artrosis, descalcificación, deterioro de tejidos

Del mismo modo que el ATP necesita magnesio como cofactor en la relajación muscular y en la repolarización de las neuronas, también este elemento es necesario para la acción del ATP y GTP en la síntesis de proteínas y en la formación del ARN-mensajero como está representado en los siguientes esquemas:

Aunque ya lo he explicado muchas veces en otros escritos, debo llamar la atención del lector que desconozca el resto de mis obras, sobre un hecho de gran trascendencia: la necesidad de unas determinadas concentraciones de ión Mg^{++} en el interior celular, para la formación y reparación de los tejidos, y no solo en el hombre, sino también en los animales y en todos los seres vivos.

Por consiguiente, si una persona tiene déficit de magnesio, el *turnover* es negativo y predomina el desgaste sobre la reparación. Si tenemos en cuenta que los colágenos constituyen más del 30% de las proteínas del cuerpo humano, y que forman la casi totalidad de la materia proteica de los cartílagos, huesos y tendones, entendemos por qué la deficiencia de este elemento conduce a la artrosis, a la descalcificación y al debilitamiento de los tendones.

Debe tomarse en consideración que los seres vivos tienen la capacidad de reaccionar frente a los cambios y circunstancias del medio en que viven, y que en situaciones de carencias o subcarencias forman sustancias como enzimas, hormonas, anticuerpos y tejidos de supervivencia antes que aquellas que no desempeñan una función de importancia vital en su orga-

Ribosoma que traduce en forma de cadena polipéptida
el mensaje del ARN.

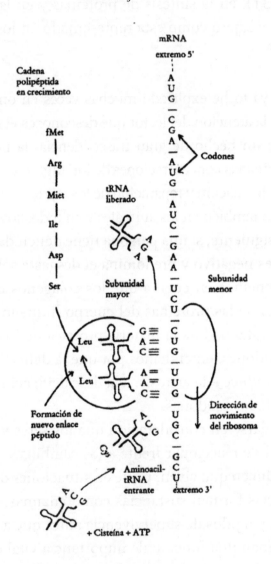

Componentes requeridos en los cuatro grandes estadios de la síntesis proteica

Estadio	Componentes indispensables
1. Activación de los aminoácidos	Aminoácidos tARNs Aminoacil-tARN- sintetasas ATP —Mg^{++}
2. Iniciación de la cadena polipéptida	Aminoacil-tARN iniciador (enlas bacterias es el fillet-tARN) mARN GTP -Mg^{++} Factores iniciadores (F_1 F_2 y F_3) Subunidad ribosómica30S
3. Prolongación	Aminoacil-tARNs especificados por codones —Mg^{++} Factor T GTP Factor G
4. Terminación	Codón de terminación en el mARN Factor de liberación del polipéptido (Factor R)

Formación del mensajero o ARN

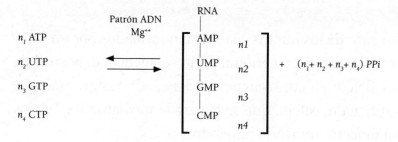

$$n_1\ \text{ATP}$$
$$n_2\ \text{UTP}$$
$$n_3\ \text{GTP}$$
$$n_4\ \text{CTP}$$

Patrón ADN Mg^{++}

$$\begin{bmatrix} \text{AMP} & n1 \\ \text{UMP} & n2 \\ \text{GMP} & n3 \\ \text{CMP} & n4 \end{bmatrix} \text{RNA} + (n_1 + n_2 + n_3 + n_4)\ PPi$$

nización. Por ello, en condiciones deficitarias, se deterioran los tejidos de sostén como el esqueleto y los conectivos, que están formados predominantemente por colágeno y también elastina.

Es importantísimo recordar que, en las síntesis de proteínas, primero se requieren aminoácidos, unas moléculas que únicamente se nos suministran en la digestión de alimentos proteicos como carnes, pescados, huevos, jamón, quesos poco grasos, etc. Asimismo, hay que mencionar el hecho de que ATP y GTP son moléculas fosforadas, lo que conlleva la necesidad de que nuestra dieta haga un aporte suficiente de fósforo o, en su defecto, se compense con lecitina de soja. Y, finalmente, debemos señalar que la formación de los colágenos exige la presencia de ácido ascórbico (vitamina C), por lo que, simplificando, podemos decir que para mantener en buen estado los cartílagos, para evitar la descalcificación de los huesos (además de otros nutrientes a los que ya aludiré) y para que los tendones conserven su fuerza, la alimentación debe aportar suficientes proteínas, fósforo, magnesio y vitamina C.

En el caso de los huesos, estos están formados por una matriz orgánica que es casi enteramente colágeno y depósitos de fosfato cálcico; en consecuencia, además de fósforo hay que tomar suficiente calcio, que se consigue mediante los lácteos o, en su defecto, tomando almendras o soja.

Es esencial recordar también que la absorción y fijación del calcio en los huesos precisa vitamina D, y así como la leche y sus derivados desnatados conservan el calcio, estos productos sin grasa, o con cantidades mínimas de ella, no nos proveen de esta vitamina. Dado que hay millones de personas a las que se les ha recomendado que eviten las grasas de origen animal, ya sea por un problema de exceso de colesterol, triglicéridos, padecer diabetes o trastornos circulatorios, se recomienda a estos individuos que compensen la deficiencia de vitamina D tomando aceite de hígado de bacalao o bien exponiéndose al sol durante una hora diaria

A estos pacientes con problemas de metabolismo se ha unido, en las últimas décadas, una legión de adolescentes, jovencitas y mujeres que, para no engordar, evitan las grasas mediante adquisición de productos desnatados y los llamados «light». De ahí que surjan verdaderos problemas de descalcificación en personas jovencísimas, ya que, por falta de vitamina D, el calcio no se puede absorber y fijar en los huesos. A esto se suma que las personas que viven tan pendientes de su línea tampoco suelen tomar mucho cacao, pues, como es sabido, el chocolate contiene azúcar y manteca de cacao, lo que puede provocar una deficiencia de magnesio y el consiguiente problema de formación de colágenos. Comienza entonces la artrosis prematura, los huesos se vuelven porosos, sin vida, por falta de matriz orgánica, y los tendones, debilitados, no sujetan las vértebras en la columna, aparece la escoliosis, las rodillas se deforman y los tobillos se tuercen con facilidad.

Como es de suponer, cuando las deficiencias de proteínas, de magnesio o de otros nutrientes son prolongadas o provocan verdaderas carencias, además de deteriorarse los tejidos conectivos y de sostén, aparecen las «faringitis crónicas», las cistitis repetidas, gastritis, colon irritable, úlceras de duodeno, divertículos en el colon, uñas frágiles o exfoliables y caída del cabello. Bajan las defensas que también están formadas por proteínas y se produce un deterioro generalizado del organismo, que se vuelve vulnerable a todo tipo de infecciones. Surgen entonces problemas variadísimos que, en principio, no parecen tener relación alguna entre sí, como las malas digestiones y los citados anteriormente.

Y es que, respecto a las malas digestiones, cabe observar que también los enzimas digestivos son proteínas, y si el estómago, el páncreas o el intestino no los forman en la cantidad correcta, no se digieren bien y se produce el consiguiente meteorismo, dolor de vientre, etc.

Resumiendo este capítulo, podemos afirmar que, junto a los problemas ocasionados por una alimentación pobre en proteínas, en fósforo o en vitaminas, la deficiencia de magnesio por sí misma es capaz de causar un deterioro de los tejidos y, como consecuencia de ello, artrosis, descalcificación, debilitación de los tendones, faringitis, cistitis, gastritis, colon irritable o con divertículos, uñas frágiles, caída del cabello, malas digestiones y un sinfín de problemas sin conexión aparente entre sí; pero que todos ellos obedecen a una dificultad en la renovación de los tejidos o en la formación de anticuerpos y enzimas, sean digestivos o de otro tipo. Y es que tanto los colágenos como las defensas, los enzimas y los tejidos en general, son proteínas y su no reparación o formación es el denominador común de esta serie de problemas.

Calcificación de arterias, bronquios, riñones y tejidos blandos

El elemento mineral que más abunda en el cuerpo humano es el calcio, del cual tenemos unos 1.250 gramos en total; el 99% del mismo está o debe estar en el esqueleto, en forma de fosfato cálcico, endureciendo los huesos; los 12 gramos restantes intervienen en el trabajo del sistema nervioso, en la contracción muscular, en la coagulación de la sangre, en la actividad enzimática y en la acción hormonal, como mensajero intracelular.

Los lácteos (leche, yogures, requesón y quesos), las almendras, avellanas, el cacao, las habas y la harina de soja son muy ricos en este elemento, que, de hecho, se encuentra en todos los alimentos, incluidas frutas y verduras. Por ello, salvo en periodos especiales como son los últimos meses del embarazo, el tiempo de lactancia o las épocas de crecimiento muy rápido, la dieta aporta cantidades suficientes de calcio, y si se da un suplemento del mismo se puede provocar la calcificación de riñones y tejidos blandos, con los problemas que ello conlleva.

Pero este depósito del calcio en los huesos no se hace por arte de magia y necesita un soporte o una «matriz orgánica», anteriormente llamada «osteína», y que en la actualidad sabemos es colágeno.

Según lo explicado en el apartado anterior, el colágeno, como cualquier proteína, se forma a partir de los aminoácidos que nos suministran los alimentos proteicos, el encadenamiento de los cuales requiere ATP, GTP y Mg^{++}, así como ácido ascórbico, o sea, vitamina C, para hidroxilar los restos de prolina.

Si falta cualquiera de estos nutrientes, el colágeno no se forma en la medida correcta, ya que el hueso, como cualquier tejido, tiene vida, con un recambio más lento que los otros, pero con destrucción y renovación continua del mismo y una reestructuración motivada, además, por los esfuerzos que soporta. En la práctica nos encontrarnos con el hecho de que todas las personas que tienen artrosis en un grado avanzado, también presentan una descalcificación, tanto más acusada cuanto más grave es la artrosis, y en las radiografías, junto con los huesos porosos por descalcificación, vemos la sombra de los muslos, brazos, pies, manos, bronquios, arterias y riñones, que están dibujados en blanco por las sales de calcio que se encuentran indebidamente en esos tejidos.

Téngase en cuenta que la mayoría de los compuestos de este elemento son insolubles: los carbonatos, palmitatos, estearatos, oxalatos, etc., además de los fosfatos

La conclusión es que, aparte de la precipitación de compuestos de calcio en riñones, arterias, válvulas cardiacas, bronquios, etc., a causa de su ingestión en exceso (efecto del ión común), cuando se toman suplementos de este mineral también puede producirse una calcificación de tejidos blandos a pesar de tomarlo en cantidades correctas, precisamente porque los huesos no forman colágeno en la medida en que este se destruye y faltarle el soporte adecuado en el esqueleto.

Como es previsible, esas personas que sufren arteriosclerosis por calcio y tienen los bronquios y riñones endurecidos por sus compuestos, además de presentar una llamativa osteoporosis, padecen de una artrosis avanzada y de un debilitamiento de los tendones; en algunos casos encontramos incluso la urea algo elevada debido a que la calcificación del riñón no permite su correcta eliminación.

Este problema mejora al tratar la artrosis, y también la descalcificación, con la vitamina D, la gran olvidada, en ocasiones, en dietas sin grasas animales. La vitamina D dejó de recomendarse en dosis masivas, sobre todo después de que en Alemania los pacientes así tratados tuvieran problemas hepáticos, pero debe añadirse a la dieta de las personas que no toman grasas animales, en la medida de dos o tres perlas de aceite de hígado de bacalao, si no se toma habitualmente el sol.

Migraña

Definida por algunos como una «tormenta vascular», y por Parece como una «tormenta neurológica»; es un hecho sabido que en los ataques de migraña se producen alteraciones en el riego sanguíneo cerebral.

Según Burton M. Altura (*Magnesium*, 4-4-85), aunque se conoce el proceso por el cual el débito sanguíneo cerebral se reduce en el curso de la fase inicial (aura) de las migrañas clásicas y se acrecienta en la fase dolorosa, la causa que ocasiona estas modificaciones bifásicas del flujo sanguíneo no está aún bien determinada.

Sabemos que hay una serie de circunstancias y sustancias que pueden provocar accesos de migraña en sujetos susceptibles, pero el porqué todavía es un misterio que se está estudiando. Entre los estados que predisponen a las crisis puede enumerarse: el estrés, la menstruación, el embarazo y ciertos alimentos y medicamentos: como el chocolate, los quesos, las bebidas alcohólicas, ciertas comidas preparadas, los diuréticos, la reserpina y otros.

También es un hecho constatado que la migraña aparece con más frecuencia en sujetos cuyos padres sufrían accesos de la misma.

Lo que podemos advertir en los diversos medicamentos y regímenes terapéuticos para la prevención y tratamiento de la migraña es que tienen cierto número de características que parecen ser útiles, con la coincidencia de que todas actúan sobre los vasos sanguíneos cerebrales. Por consiguiente, si pudiera establecerse un lugar común satisfactorio entre los datos ya expuestos, sería posible utilizar este conocimiento para la prevención y los tratamientos racionales de la migraña clásica.

Pues bien, recientemente se ha demostrado que: 1) los iones Mg^{++} desempeñan un importante papel en la regulación del tono vascular cerebral periférico; 2) que la ración de magnesio está en disminución constante en el mundo occidental, hasta el punto de que numerosos sujetos rozan un auténtico déficit de magnesio; no una subcarencia, sino una verdadera carencia de este elemento, y 3) que la deficiencia magnésica de la dieta se acompaña, frecuentemente, de afecciones cardíacas isquémicas, de muertes repentinas, de hipertensión y de ataques de eclampsia, que también son problemas vasculares.

Una hipomagnesemia aguda, tanto en el hombre como en los animales en los que se han estudiado, suele acompañarse de elevaciones de la presión sanguínea y de la resistencia vascular y cerebral. Si se disminuye artificialmente el contenido en Mg^{++} de los vasos sanguíneos periféricos, coronarios y cerebrales aislados, procedentes de ratas, conejos, perros, cerdos y del hombre, se provocan espasmos y se potencian las respuestas contráctiles a todo tipo de hormonas, iones y aminas.

En la actualidad está ampliamente demostrado que los efectos del magnesio extracelular sobre el tono muscular son el reflejo de la influencia de este metal sobre la permeabilidad membranal a los iones Ca^{++} sobre la fijación y la traslocación del Ca^{++}.

Y sobre la estabilidad de la membrana.

Las investigaciones sobre vasos sanguíneos de animales y humanos muestran que los emplazamientos del Mg^{++} en la membrana pueden tener un efecto fisiológico que rige la entrada y salida de iones C^{++}.

La disminución de la concentración de los iones Mg^{++} acrecienta las fracciones totales intercambiables e intracelulares de Ca^{++} en los vasos sanguíneos y periféricos. De estas constataciones se deduce que, cuando el Mg^{++} disminuye , el influjo del Ca^{++} hacia las células de los músculos vasculares lisos aumenta, lo que provoca una contracción.

También está demostrado que una relación Ca^{++}/Mg^{++} superior a lo normal provoca un espasmo en los vasos sanguíneos cerebrales muy parecido a los vasoespasmos constatados en el curso de los episodios que preceden a la migraña clásica.

Recordemos también que el estrés, la menstruación, el embarazo, numerosos diuréticos y la reserpina, que son agentes conocidos como desencadenantes de una migraña, provocan una hipomagnesemia y/o pérdidas de magnesio.

Los quesos y el chocolate, que también pueden provocar migrañas, contienen sustancias del tipo de la tiramina, las cuales, en presencia de una disminución de Mg^{++}, pueden desencadenar un espasmo vascular cerebral.

Por otra parte, la tendencia familiar a la susceptibilidad a los accesos de migraña concuerda con la idea de una hipomagnesemia ligada a factores genéticos, hecho que se ha demostrado en los portadores del sistema HLA B-35 y también en las personas emocionales, perfeccionistas, preocupadas, que en cierto modo entran en la clasificación del tipo A.

El magnesio posee las caracteríscas que requieren los tratamientos antimigraña, hecho que confirman los ensayos clínicos realizados en Estados Unidos y Europa. En relación con otros estudios, es interesante señalar que en ciertas regiones de Africa y Japón, cuya tasa de Mg^{++} en la dieta es elevada, la frecuencia de migrañas se cuenta entre las menores del mundo.

Mi experiencia profesional me ha permitido constatar la mejoría de los pacientes afectados de migraña, a los cuales recomiendo un suplemento de un compuesto magnésico y además infusiones relajantes de melisa, espino blanco y azahar, que les aconsejo tomar cada tres horas si han pasado un día o una situación estresante. Pruébenlo quienes padezcan estos trastornos, pues es el método más racional y no conlleva problemas secundarios.

Cuando los dolores de cabeza tienen su origen en una artrosis cervical, los ataques pierden fuerza y frecuencia con la mejoría de los discos y la fabricación de lubricante articular. En este caso, vuelvo a insistir, tiene una importancia decisiva que la dieta, ya a partir del desayuno, aporte suficientes proteínas, fósforo y vitamina C. En este caso, para experimentar una mejoría, se precisa bastante tiempo, normalmente años.

La enfermedad de los *yuppies*

Se nos ha hablado del ocaso de los *yuppies*, esos triunfadores capaces de «comerse el mundo». Han de ser jóvenes, bien preparados, tener buen aspecto y mantener a raya su peso, porque deben vestir bien, absolutamente a la moda y ser un muestrario viviente de las marcas mejor consideradas, tanto en corbatas, camisas, relojes, trajes, maletas, zapatos e incluso zapatillas y objetos de deporte. Su formación no tiene fin, pues nunca los conocimientos se han ampliado y evolucionado tan rápidamente como en la actualidad, lo cual les hace vivir en competencia continuada con los otros yuppies o aspirantes a serlo y, sobre todo, consigo mismos, pues deben estar aprendiendo sin descanso en una especie de oposiciones ininterrumpidas y luchando al mismo tiempo contra su cansancio y su envejecimiento, que es algo inexorable, y todo ello, como he dichos anteriormente, manteniendo el tipo, lo que conlleva privarse de muchos alimentos que tomarían cuando se sienten agotados, como chocolate, almendras, unos frutos secos..., pero que rechazan de entrada porque tienen, a su juicio, muchas calorías.

Así llegan a una situación de estrés psicológico y físico que provoca una espasmofilia que, por lo que leo, nadie sabe resolver o, al menos, aliviar. Solo se les aconseja algo relativamente difícil de utilizar, la «bañera mágica», así llamada porque, según la definición que se suele dar de la misma, es la panacea contra el estrés, el insomnio, los tics, los problemas articulares, las contracturas musculares, los dolores provocados por la artrosis, el colon irritable, la úlcera gástrica, el agotamiento, la depresión, las jaquecas, la ansiedad, la hipertensión, etc. Pero ¿qué es la espasmofilia?

La espasmofilia es la tendencia a sufrir espasmos, y aunque hay una menor o mayor predisposición a padecerla, se desencadena con un gran estrés o con un estrés continuado, aunque no sea excesivo, sobre todo si se sigue una dieta restrictiva por el afán de mantenerse delgado. En esta situación el incremento en el gasto de magnesio y fósforo no se compensa con una alimentación pobre en cacao y almendras por el temor de aumentar de peso y en la que prácticamente se han eliminado los sesos y vísceras y disminuido la ingesta de huevos por miedo al colesterol, a las «vacas locas» y las sustancias que se añaden a los piensos como hormonas, antibióticos y «finalizadotes», que es la denominación que se da a ciertos compuestos que evitan que orinen los animales y así ganan peso.

El remedio que se les recomienda en esta situación de agotamiento físico e intelectual, con ese cansancio sin motivo aparente, con esas molestias en el cuello, los hombros, la cintura, los muslos y las piernas, con pinchazos en el pecho que parecen avisos de infarto, taquicardias y arritmias etc., es, insisto, que utilicen la «bañera mágica». ¿Y qué contiene? Una solución saturada o casi saturada de sales de Epson, que son sales magnésicas mezcladas con sódicas. La acción beneficiosa y relajante se debe a las primeras.

Sin embargo, tomar un baño en uno de esos cubículos milagrosos no siempre resulta fácil, y para algunos, por la distancia o los horarios, es prácticamente imposible. Ahora bien, estudiando su modo de acción, tenemos la solución sencilla. ¿Cuáles son las sales que relajan, liberan las contracturas e intervienen en la reparación de los cartílagos y huesos? Las magnésicas. Se toman, pues, como suplemento con las comidas y el asunto queda zanjado.

En la espasmofilia, tomar también lecitina de soja es muy conveniente para hacer un aporte complementario de fósforo.

Déficit de magnesio y cansancio

En otros capítulos hemos explicado que si la concentración de este elemento es baja, no trabaja bien la sodio-potasio-ATPasa magnesio dependiente, quedando una concentración baja de potasio en el interior celular y alta de sodio y calcio; este hecho da lugar a que el músculo no pueda relajarse por completo, y ello se traduce en cansancio, y que incluso cuando la persona se despierta, después de haber permanecido en la cama ocho y hasta diez horas, siente que ello no le ha servido de gran cosa, pues a veces, para definir cómo se encuentran, utilizan la frase de «Me despierto más cansado que cuando me acosté».

Este cansancio matinal, precisamente, es muy característico del déficit de magnesio, pues si la persona es de buen apetito y hace un desayuno correcto, una comida equilibrada e incluso merienda, es muy corriente que si se ha dejado llevar de sus apetencias de almendras, chocolate y alimentos ricos en este elemento, se encuentre mejor de media tarde en adelante que después del descanso, lo que parece un contrasentido, pero en realidad no lo es, porque sucede que se siente más en forma cuando la concentración de iones Mg^{++} en sangre se acerca a la normalidad.

En cambio, su despertar sigue al ayuno más prolongado del día, por lo que esa concentración es la más baja en las veinticuatro horas.

Otras personas, aun sin notar ese extraño cansancio de las mañanas, tienen episodios brutales de anonadamiento; sienten como si se quedaran sin vida, y a veces tienen temor a respirar fuerte, porque en algunos ocurre que, tras esa situación como de sentir que se va a perder el conocimiento, luego el corazón empieza a latir fuerte y esa taquicardia asusta y no se sabe qué hacer. Cuando ocurre esto, a veces se tiene un sudor frío o bien una oleada de calor y el paciente queda agotado física y mentalmente, pues en la cabeza queda como un vacío; incluso puede llegarse a un espasmo prácticamente de todo el cuerpo y los vasos sanguíneos, con pérdida de conocimiento pero sin morderse la lengua ni orinarse encima.

Naturalmente, a las personas con estos síntomas, que son más mujeres que hombres (quizá cinco del género femenino, por un varón), se les hace análisis de sangre y, salvo en algún caso, que se encuentra una cierta anemia, los datos que aparecen no muestran concentraciones anormales a las que se pueda achacar esos síntomas. Más aún, una vez tratada la anemia y repetido el análisis, para saber el resultado, esta se ha corregido, pero el cansancio, ese inexplicable cansancio que incluso lo pronuncian alargando la segunda n, porque no pueden con la palabra entera, permanece.

Y es que normalmente no se suele mirar la concentración de magnesio en sangre, y si en alguna rara ocasión se hace, aquí todavía hay laboratorios que dan los límites equivocados, entre 1,5 a 2,8, y he dicho, en otros capítulos, que son: 2,2 a 2,6 mg/100 cm o 2 meq o 1 mmol.

Porque a estas personas incluso les cuesta hablar, andar, sostener un libro en las manos; y el levantarse de la cama es para ellos un acto heroico.

Aparte de ciertos caracteres constitucionales, que acrecientan las necesidades de magnesio (tener el sistema HLA B-35 y un modo de ser emocional), recuerden que son las mujeres las que tienen embarazos, con un gasto mucho mayor de magnesio, y también las personas a veces obsesionadas por conservar «la línea», llevando dietas, para conseguirlo, muy estrictas y en ocasiones absurdas, incapaces de aportar los nutrientes necesarios para llevar y mantener, después una vida normal. Al haber un predominio de este problema en ellas, hay personas que tienen la tentación de pensar e incluso de decir que son «cosas de mujeres», con lo que a la situación no se le da la importancia que tiene y van quedando marginadas, pues en su familia saben que de la esposa o la madre el médico dice que «no tiene nada», con lo que empiezan a pensar que es algo rara, algo neurótica, que por ello no quiere salir y la paciente va tomando sobre sí, además, un sentido de culpabilidad porque le parece que se vuelve perezosa, que abandona o casi a la familia cuando plantean excursiones o cualquier cosa que exija trabajar más y moverse ... En fin, un drama.

A los hombres que se encuentran es esta situación se les tacha de «hipocondríacos», porque además suelen ser algo maniáticos y exigentes en alguna faceta de su trabajo o en su vida familiar. Yo les llamo «los pluscuamperfectos», pues, insisto, estas personas emotivas siempre tienen en algún aspecto una exigencia que los demás no entienden bien.

Mientras las mujeres instintivamente se defendían de esta situación con dulces hechos con cacao o almendras, nueces y avellanas, es muy corriente que los varones vayan «tirando», por las mañanas, a base de cafés, pero luego hagan un aperitivo o comida con marisco, sean moluscos o crustáceos, y así toman magnesio y también fósforo. Pero desde que las esposas y madres quieren estar delgadas, como cuando eran jóvenes, y las jóvenes quieren tener el tipo de maniquíes, ya no compensan, a veces, sus deficiencias, por no tomar alimentos que engordan. Y los hombres, por propia voluntad o bien obligados por las empresas donde trabajan, deben hacerse anualmente análisis de colesterol, ácido úrico, etc., y si no salen correctos deben disminuir la cantidad de almejas, ostras o gambas que comen, con lo que se encuentran como las mujeres: sin poder cubrir sus necesidades de estos nutrientes, y entonces aparecen los síntomas y los problemas que hemos estado describiendo a lo largo de este libro.

Embarazo y lactancia

La formación de tejidos y, por lo tanto, de proteínas aumenta extraordinariamente durante el embarazo y, en consecuencia, es preciso que la alimentación provea de aminoácidos en cantidad suficiente y de todos aquellos nutrientes que interviene en su encadenamiento para formar las cadenas peptídicas. Estos son el fósforo, para hacer ATP y GTP, magnesio y proteínas, también calcio, que es indispensable en el endurecimiento de los huesos y hierro, que el bebé almacena en el hígado y en la sangre, ya que la leche, que será su único alimento en los primeros meses de vida y el mas importante durante unos meses más, es pobre en hierro. Suele decirse con razón que la leche es un alimento completo, pero yo acostumbro a recordar que debe añadirse siempre «pero pobre en hierro», pues hay personas que con esa idea piensan que una alimentación a base de lácteos es buena y, en realidad, es incompleta.

Por ello, el bebé nace preparado con una proporción mayor de hemoglobina en la sangre —alrededor de un 20%— y con unas reservas de este mineral más importantes que en el adulto.

Evidentemente, ello se hace en perjuicio de la madre, que acusa la anemia con síntomas evidentísimos; antes, el médico nos bajaba el párpado inferior del ojo y, según fuera su color, diagnosticaba «estás anémica», y naturalmente nos daba un preparado de hierro y también nos recordaba que comiésemos hígado... Ahora, hasta lo más sencillo se hace con análisis de sangre, pero el caso es que se llega al diagnóstico igualmente: hay anemia. Se dan preparados de hierro, ya que, si el médico es avisado, no recomienda como antes «toma mucho hígado», por la gran cantidad de hormonas, antibióticos e incluso estroncio radiactivo que se almacena en el de terneros alimentados con piensos, que son la mayoría.

También se dan compuestos de calcio, o al menos el consejo de «tome mucha leche y mucho queso», pues es evidente que las necesidades de calcio han aumentado para formar los huesos del futuro bebé y, cuando ha nacido, para la leche, ya que si la madre no ingiere el necesario, . lo tomará de sus reservas en los huesos, y ello es tan evidente que cualquier persona lo entiende.

Pero el aumento de las necesidades de fósforo y magnesio no eran tan claras, sobre todo las de este último elemento, que hasta hace poco era el «gran desconocido» de la medicina y, sin embargo, según Mildred S. Seeling, del Goldwater

Memorial Hospital de Nueva York, las necesidades de magnesio pasan de 7 mg/kg/día a 15 durante el embarazo y la lactancia, es decir, se duplican, y si ello no se tiene en cuenta, aparecen, entre otros síntomas, los calambres en las pantorrillas, especialmente por la noche y al despertar, es decir, cuando se está relajada y mejor circula la sangre, lo que es un contrasentido si no se sabe la verdadera causa de los mismos.

Es posible que tampoco se atiendan a las mayores necesidades de fósforo de la madre, que ahora es facilísimo de compensar recomendando que tomen lecitina de soja, que es la fosfatidilcolina, y precisamente por no pensarlo se encuentren luego tantas madres como desmemoriadas, con la sensación de tener «la cabeza vacía», y que incluso se llegue a ciertas depresiones que, en muchos casos, no son más que un agotamiento mental y físico por no haber suplementado la dieta materna en determinados nutrientes que han gastado en mayor medida.

Resumiendo

Este libro viene a completar el primero que escribí en 1975, que luego se amplió y publicó por una editorial. En los anteriores explicaba cómo se ha producido una disminución significativa de magnesio en los alimentos basándome en los conocimientos que tengo de las rocas, suelos de labor y abonados. La evaluación de la misma, realizada en Francia y Estados Unidos, según datos publicados, muestra que en la actualidad solo estamos tomando, aproximadamente, la mitad del que se ingería a principios del siglo xx. Es decir, se ha pasado de un contenido de unos 450 mg/día a unos 200-150 mg/día, cantidad que depende en gran medida de la ingestión de cacao, el alimento más rico en este mineral. Aun así, se considera que la alimentación occidental siempre ha sido baja en este nutriente, ya que se da como deseable la ingestión diaria de 500-600 mg/día, y se ha modificado también la cantidad relativa que se considera que debe tomarse, de 3 kg/día por persona a 6 mg/kg/día, en situaciones normales; que deben alcanzar los 10-15 mg por kg/día, en el embarazo, lactancia, situaciones de estrés y los 15-30 mg por kg/día en épocas de crecimiento rápido. También cuando deben formarse rápidamente proteínas, sean anticuerpos en una enfermedad o tejidos si se han sufrido quemaduras o una intervención quirúrgica.

El ión Mg^{++} tiene una acción laxante, ya que el que se ingiere y no atraviesa la pared intestinal arrastra consigo gran número de moléculas de agua que conducen a la evacuación de unas heces más acuosas. En cambio, si la persona tiene diarrea a causa de espasmos, de una enfermedad que no le permita hacer bien la digestión o por tener dañado el intestino no puede realizar la absorción de los nutrientes, en varios trabajos sobre este tema se recomiendan dosis altas de magnesio en suplementos de más de 700 mg/día, por vía oral, dependiendo su cantidad de la gravedad de la malabsorción. Téngase en cuenta que la propia curación del intestino o de la infección exige magnesio, tanto para la formación de anticuerpos como para la reparación de la pared intestinal

Si desea saber la concentración correcta de este mineral en suero, es de 2,4 mg/100 cm^3.

Solo con un límite de variación de ± 0,2 mg. Expresados en litros, será 24 mg ± 2 por litro.

Teniendo en cuenta que la tendencia actual es expresarlo en unidades químicas, estas son de 1 mmol o 2 mequiv ± 0,2.

Asimismo, debe advertirse que en nuestro país todavía se consideran los límites de la concentración de ión Mg+ entre

1,5 y 2,8 mg/100 cm^3, lo que no es correcto, ni de lejos, pues se han encontrado en muchas personas que han sufrido un infarto o han muerto como consecuencia del mismo, concentraciones de 1,4-1,5 de ión Mg^{++}.

Creo que estos datos ya empiezan a revisarse y a tomarse en consideración, pero hace solo pocos años había conocido a varios médicos que me decían que no «creían» en el magnesio, a los que yo respondía que en bioquímica no hace falta creer, que basta con estudiar.

La verdad es que a las personas que hoy tiene cincuenta-sesenta o más años, en su época de estudiantes nadie les habló de la función de este elemento en el hombre y en los animales; pero el hecho de que no conozcan el tema es un problema que deben resolver por sí mismas y no deben negar la existencia de algo que ya está bien estudiado y determinado por los bioquímicos, simplemente porque en su juventud aún no se supiera.

Insisto en esto, porque cuando empecé a explicar en libros y conferencias que hay muchísimas personas con una deficiencia de magnesio y la importancia de este elemento en los procesos nerviosos, en la regeneración de tejidos, etc., se me opuso una resistencia unas veces frontal y otras soterrada, por parte de los que se autodenominan nutricionistas, quienes constantemente, en escritos y conferencias, me han desautorizado y, cuando les es posible, impiden mi participación en cursos sobre temas de nutrición.

Aparte del hecho de que la dieta moderna es pobre en magnesio, hay situaciones en las que además se produce un gasto mayor, por ejemplo, en periodo de estrés, durante la lactancia, las enfermedades, la convalecencia, cuando se sufre diarrea o cuando se toman diuréticos fuertes o se suda mucho; pero, además, hay incluso factores genéticos que influyen en que ciertas personas «gasten» más magnesio; estos individuos presentan una tendencia a tener espasmos, es decir, padecen «espasmofilia». Se ha comprobado también en los análisis de sangre que se han realizado en los hospitales de Cochin y Necker de París, que las personas con un sistema HLA B-35 padecen una deficiencia del mineral que nos ocupa, por lo que podemos afirmar que ciertos factores genéticos, asociados al sistema HLA, conducen a un aumento de los requerimientos en magnesio.

Si usted, lector, piensa: «¿Cómo es posible que se haya tardado tanto tiempo en conocer las necesidades de magnesio y su intervención en el metabolismo de los seres vivos y del hombre?», La respuesta es que los químicos no teníamos métodos buenos y por tanto fiables para su determinación, y menos en pequeñas concentraciones. De ahí que hasta los años setenta no se efectuaran estudios sistemáticos sobre el tema y que su divulgación entre la clase médica no se realizara hasta los ochenta, fundamentalmente en dos revistas: *Magnesium*, de la Ed. Karger de Basilea, Nueva York, París,

Londres, Tokio, Sidney, etc., y *Magnesium Research,* de John Libbey Journals (Londres-París).

Cuando oigan hablar del magnesio, se encontrarán entre la gente de la calle —ya no me estoy refiriendo a los médicos ni a los especialistas en nutrición— a unas personas que lo mencionan como si se tratase de una panacea y a otras que les dirán: «Yo ya lo probé y no noté nada».

Los que cuentan milagros del magnesio son personas con espasmofilia, un problema con muchas y muy distintas manifestaciones, en la esfera psíquica, neurológica y muscular, aparatos respiratorio, circulatorio, excretor, digestivo y que además influye en el deterioro de los tejidos, la vulnerabilidad a las infecciones, etc. Una vez encuentran su remedio, estos pacientes, tratados muchas veces como neuróticos y enfermos imaginarios, se ven renacer a la vida, son los defensores a ultranza del magnesio.

Los que lo empiezan a tomar, sin tener una deficiencia del mismo, aproximadamente es un 20% de la población, son los que explican que «no han notado nada». Téngase en cuenta que el organismo necesita diariamente más de cincuenta nutrientes, y que si se precisa uno determinado, de nada sirve tomar el que no hace falta en ese momento.

Pero fíjense, hay trabajos que muestran que solo un 20% de la población, aproximadamente, no presenta déficit del mismo. Se sabe, por otra parte, que alrededor de un 20% tiene una carencia grave y que el resto presenta una deficiencia en mayor o menor grado. y esto no me lo he inventado yo, se están publicando datos continuamente. Sin embargo, sí lo he podido comprobar en mi trabajo, pues si a las cartas que me llegan les sumo las llamadas telefónicas, obtengo un promedio de seis a diez consultas diarias sobre el tema, durante las cuales recibo datos muy interesantes para mi conocimiento.

Además, cuento con testimonios de las personas que acuden a la consulta y me explican sus problemas, por lo que puedo afirmar que, en estos ya bastantes años, me ha llegado información por parte de miles de individuos que no tenían ningún interés en engañarme, al contrario, me describían los hechos con el mayor rigor, pues estaban intentando que yo les ayudara.

Por mi parte, tampoco tengo interés en explicar falsedades con todos los datos que poseo sobre el tema. Me limito a expresar lo que sé y lo que escriben otros que, como yo, solo quieren explicar y divulgar conocimientos recién adquiridos por científicos -generalmente especializados en bioquímica-, una ciencia que evidentemente no es posible entender sin una formación adecuada, a no ser que se explique de una forma clara.

Los que estudiamos estos temas nos encontramos ante el problema de qué recomendamos para compensar las deficiencias alimentarias que se están produciendo en la sociedad actual. Por ejemplo, una situación muy corriente es la de las personas que toman los lácteos desnatados y evitan las grasas animales, por lo que ha disminuido su ingesta de vitaminas A y D. Para compensar la falta de vitamina A recomendamos comer zanahorias; para la de vitamina D, tomar el sol con cuidado y, si se prefiere, tomar aceite de hígado de bacalao.

Ahora bien, para compensar la disminución de magnesio en los alimentos basta comer mucho chocolate negro, del llamado «bitter», así como almendras. Cuando doy esta explicación -evidentemente no es que la recomiende-, afloran los problemas que esta «solución» conlleva: irritación en el tubo digestivo, problemas de hígado, aumento de la tasa de colesterol y triglicéridos, cuando no una imposibilidad en el caso de diabéticos, muchos enfermos y personas alérgicas al cacao.

De ahí que todos los expertos en el tema recomendamos compuestos iónicos de magnesio. Tanto el cloruro, carbonato, óxido y dióxido como el lactato están indicados para este fin. Los dos primeros son los más laxantes; el carbonato, óxido o hidróxido se recomiendan si se tiene acidez de estómago, y también aunque no se tenga, con zumos y yogures. El lactato es quizá el menos laxante y también el que lleva menos proporción de ión M^{++}. Hoy también, para las personas que toman pocas proteínas, se ofrece magnesio con colágeno, que se recomienda sobre todo en los desayunos que se hacen con tan pocas proteínas muchas veces, así como en las pobres cenas de fruta y un yogur de muchas mujeres. En la actualidad, este producto se ofrece también en polvo, ya que hay muchas personas de edad y niños que lo toman.

Todo lo demás es rizar el rizo y entrar simplemente en los intereses de los que ofrecen magnesio «orgánico», término que es un contrasentido, pues el magnesio es un alimento mineral como el potasio, sodio, hierro, etc. Muchas veces, además de la tomadura de pelo, hay una «tomadura de bolsillo». Evidentemente, todavía quedan personas que buscan cosas diferentes, a las que les gusta lo complicado, lo esotérico, lo raro y poco común; pero si tenemos en cuenta que este suplemento es para todos los días y para toda la vida, es lógico que recomendemos productos fáciles de encontrar y que no resulten caros.

Pero se ha de tener en cuenta que aunque el magnesio es quizá el elemento cuya deficiencia está más generalizada en el mundo occidental, por sí solo, si la dieta no aporta los otros nutrientes, en las cantidades correctas, no resolverá problemas como la artrosis, la descalcificación, el agotamiento mental, etcétera.

Es el equilibrio en nuestra alimentación el factor más importante en la conservación de la salud y la prevención de la enfermedad.

Disculpen el hecho de que se repitan en distintos capítulos conceptos, datos o síntomas del déficit de magnesio, pero es que tengo ya mucha experiencia en relación con el hecho de que hay personas que después de mirar el índice leen el capítulo en que se hace referencia a su problema y ojean muy de pasada los otros, con lo que si no se puntualizan todos los extremos en relación con el tema, este queda incompleto cuando se hace lectura parcial del libro.

Y gracias por su atención.

Y AHORA, CON UN POCO DE RIMA, MUCHA TOLE-RANCIA POR PARTE DE USTEDES y PIDIENDO PERDÓN A LOS QUE SABEN ESCRIBIR RIMANDO BIEN. (Esto lo publiqué hace años, cuando había personas que conseguían eliminarme de debates y conferencias sobre nutrición.)

MAGNESIO

El gas, el petróleo y hasta el carbón, sin magnesio hoy no serían, pues en este mineral se apoyan las plantas verdes para captar energía.

Radiante llega del sol, pero para aprovecharla es preciso transformarla y, después de almacenarla, en forma química usarla.

Para lograr todo esto, el magnesio es esencial, además, ahora sabemos, en todo proceso vital

El cerebro en su trabajo, los músculos para relajarse y el tejido al renovarse, este elemento precisan; también cuando el ADN se tiene que replicar, tanto como el mensajero lo deben necesitar.

133

Y siendo tan importante el magnesio en cada instante, solo se ha tenido en cuenta desde los años setenta.

En remediar este olvido, mi trabajo está empeñado y respuestas muy distintas hasta ahora he encontrado.

Los más tontos, al principio, hasta reían de mí. Ahora ya no lo hacen, porque desde el extranjero llegan noticias que cuentan lo que dije yo primero.

Otros tenidos por sabios y se creen documentados, de esto que hace tiempo digo aún no están asabentados.

Y a mí me deja perpleja que una gente tan leída no quiera tener noticia de cosa tan bien sabida.

Pues si bien hasta hace poco, dedicados a este tema no éramos un centenar, ahora los que estudiamos los problemas de magnesio rebasamos el millar.

Siempre, a la larga, los hechos dan razón al que la tiene, por eso los que son listos saben que ir en su contra no conviene.

Hay, sin embargo, personas que el enfado o la inmodestia llega en tal modo a cegar, que hechos bien evidentes y datos muy conocidos pueden ponerse a negar.

También tengo muy en cuenta que yo bien puedo esperar, pues al que tiene razón el tiempo se la ha de dar.

Es más, no solo a los hombres afecta su deficiencia, pues los frutos que no cuajan denuncian también, a veces, en el campo su carencia.

Hasta los toros de lidia que alimentados están en suelos mal abonados, que producen pastos y henos algo desequilibrados y no ofrecen los nutrientes en la medida adecuada que han de tomar los terneros, cuando llegan a la plaza, su esqueleto no resiste y les flaquean los remos.

Los criadores de pollos nuevos problemas encuentran en relación con las aves, pues cartílagos no forman con los piensos que hace tiempo suministran en sus naves.

Y cuando me preguntan ¿cuál es el alimento que en mayor medida tiene este elemento?

Mi respuesta es el cacao, las almendras y avellanas con nueces, otras semillas y cierta clase de gambas.

Pero si estamos obesos o sobra colesterol y grasas en nuestra sangre, ¿cómo vamos a tomar chocolate en cantidad cuando nos aprieta el hambre?

De eso ya nos damos cuenta, y por ello, desde hace años, damos magnesio en pastillas, en polvo y también en baños.

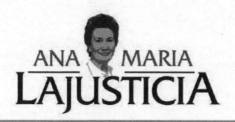

ANA MARIA
LAJUSTICIA

Apéndice 1

Vademécum
de productos de la marca
Ana María Lajusticia

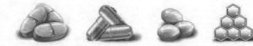

Apéndice I

Vademécum
de productos de la marca
Ana María Lajusticia

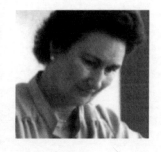

Todos hemos oído decir a algunos expertos que comiendo variado, no falta nada en la dieta. No obstante, esta afirmación no es totalmente cierta. La alimentación actual ha limitado sensiblemente la ingesta de fósforo, hierro, complejo B y vitaminas A y D, al suprimir o disminuir el consumo de vísceras, grasas animales y yemas de huevo, debido, en parte, al seguimiento de dietas de adelgazamiento y control de colesterol.

Además y esto ha pasado desapercibido a la clase médica, los agricultores han provocado con el abono químico una sensible disminución del magnesio, contenido en los alimentos.

Nuestros complementos pueden ayudar a subsanar dicho desequilibrio devolviendo a la dieta la cantidad correcta de estos nutrientes y resolver de una manera sencilla problemas serios y a veces muy dolorosos de salud.

Gracias por su atención.

COLÁGENO
CON MAGNESIO

PROPIEDADES

El colágeno es la proteína más abundante en el cuerpo humano, siendo el constituyente esencial de los cartílagos, tendones y huesos, por lo cual sus necesidades las tenemos a diario. Todo el tejido conectivo de nuestro cuerpo y articulaciones está formado por colágeno, por lo que su aporte nos ayuda a regenerar su desgaste y envejecimiento, y a mantener en buen estado nuestras articulaciones, huesos, piel y a estar en forma. A este compuesto le hemos añadido Magnesio que es un elemento que participa muy activamente en la formación de todas las proteínas del organismo. Así mismo, su aporte adicional contribuye al funcionamiento normal de los músculos. La piel requiere colágeno para su mantenimiento y para retrasar la aparición de arrugas. El cabello necesita, para estar saludable, unos buenos aportes de colágeno. Las uñas para estar fuertes y sanas necesitan poder disponer de colágeno.

INDICACIONES

Artrosis, osteoporosis, tendinitis, rotura de ligamentos, deterioro de la piel, rotura de vasos sanguíneos (hematomas espontáneos), caída del cabello y uñas frágiles.

MODO DE EMPLEO, según VRN*

COMPRIMIDOS: Tomar de 6 a 9 comprimidos al día, repartidos en el desayuno y la cena.
Contenido por dosis diaria de 6 comprimidos: Colágeno hidrolizado 3,6g, Ión Magnesio 185mg (49% VRN*).

PRESENTACIÓN

Bote de 75 y 180 comprimidos.

*VRN: Valores de Referencia de Nutrientes

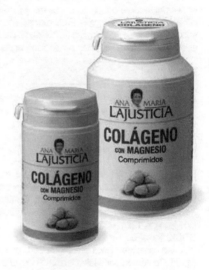

COLÁGENO
CON MAGNESIO

PROPIEDADES

El colágeno es la proteína más abundante en el cuerpo humano, siendo el constituyente esencial de los cartílagos, tendones por lo cual sus necesidades las tenemos a diario. Todo el tejido conectivo de nuestro cuerpo y articulaciones está formado por colágeno, por lo que su aporte nos ayuda a regenerar su desgaste y envejecimiento y a mantener en buen estado nuestras articulaciones, huesos, piel y a estar en forma. A este compuesto le hemos añadido Magnesio que es un elemento que participa muy activamente en la formación de todas las proteínas del organismo. Así como, su aporte adicional contribuye al funcionamiento normal de los músculos. La piel requiere colágeno para su mantenimiento y para retrasar la aparición de arrugas. El cabello necesita, para estar saludable, unos buenos aportes de colágeno. Las uñas para estar fuertes y sanas necesitan poder disponer de colágeno.

INDICACIONES

Artrosis, osteoporosis, tendinitis, rotura de ligamentos, deterioro de la piel, rotura de vasos sanguíneos (hematomas espontáneos), caída del cabello y uñas frágiles.

MODO DE EMPLEO, según VRN*

POLVO: Tomar 3 cucharaditas de postre al día, repartidas en las principales comidas. Este alimento puede tomarse con líquidos y también con purés, yogurt, etc. **Contenido por 3 cucharaditas de postre (7,5g):** Colágeno hidrolizado 7g y Ión Magnesio 122mg (32% VRN).
STICK: Tomar de 1 a 2 sticks al día repartidos en el desayuno y la cena. Mezclados con yogurt, agua o cualquier otro líquido. **Contenido por stick:** Colágeno hidrolizado 3,5g, Ión Magnesio 155mg (41% VRN). **1 stick equivale a 6 comprimidos de Colágeno con Magnesio.**

PRESENTACIÓN

Bote de 350 g.
Caja de 20 sticks.

*VRN: Valores de Referencia de Nutrientes

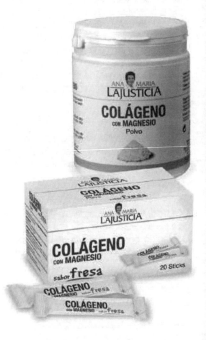

CARBONATO
DE MAGNESIO

PROPIEDADES

El magnesio interviene en la formación de todos los tejidos, incluidos los del esqueleto. En la formación de anticuerpos, enzimas y hormonas. En la relajación muscular, incluso en el ritmo cardíaco y también en el trabajo mental.

INDICACIONES

Estados carentes de magnesio (embarazos, lactancia, pubertad, vejez, ansiedad, calambres, tics, contracturas). Indispensable para mantener en buen estado y reparar el desgaste de los cartílagos, tendones y huesos. También para suplementar las dietas pobres en este elemento.

MODO DE EMPLEO, según VRN*

COMPRIMIDOS: Tomar de 2 a 3 comprimidos al día, con las comidas.
Contenido por comprimido: Ión Magnesio 150 mg (40% VRN).
POLVO: 1 cucharadita de café dos veces al día, disuelta en agua, zumos, etc. Una cucharadita equivale a 0,6 g que contienen 190 mg de Ión Magnesio (50% VRN).

PRESENTACIÓN

Bote de 75 comprimidos.
Bote de 180 g.

*VRN: Valores de Referencia de Nutrientes

Indicado cuando se tiene acidez de estómago (si no se tiene acidez, se toma con zumos y/o yogures).

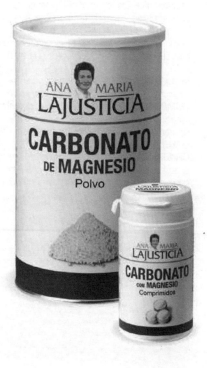

CLORURO
DE MAGNESIO

COMPRIMIDOS Y CRISTALIZADO

PROPIEDADES

El magnesio interviene en la formación de todos los tejidos, incluidos los del esqueleto. En la formación de anticuerpos, enzimas y hormonas. En la relajación muscular,
incluso en el ritmo cardíaco y también en el trabajo mental.

INDICACIONES

Estados carentes de magnesio (embarazos, lactancia,
pubertad, vejez, ansiedad, calambres, tics, contracturas).
Indispensable para mantener en buen estado y reparar el
desgaste de los cartílagos, tendones y huesos. También
para suplementar las dietas pobres en este elemento.

MODO DE EMPLEO, según VRN*

COMPRIMIDOS: Tomar 5 comprimidos al día, con las
comidas.
Contenido por comprimido: Ión Magnesio 71 mg (18,9%
C.D.R).
CRISTALIZADO: Una cucharadita de postre al día, disuel-
ta en agua, zumo de naranja o de limón. Una cucharadita
de postre equivale a 2,5 g que contienen 300 mg de Ión
Magnesio (80% VRN).

PRESENTACIÓN

Bote de 140 comprimidos.
Bote de 200 g y 400 g.

*VRN: Valores de Referencia de Nutrientes

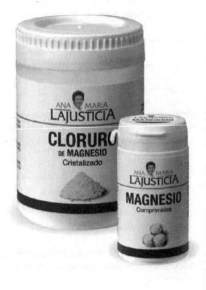

Consulte nuestra www.anamarialajusticia.es

LACTATO
DE MAGNESIO

PROPIEDADES

El lactato de magnesio tiene la ventaja sobre otros compuestos de este elemento, que es menos laxante y, además, es insípido, cualidad muy interesante cuando se tiene que dar a niños o ancianos, ya que se puede añadir a cualquier alimento, pasando desapercibido. Tiene, además, las mismas propiedades que los otros compuestos de magnesio.

INDICACIONES

Estados carentes de magnesio (embarazos, lactancia, pubertad, vejez, ansiedad, calambres, tics, contracturas). En dietas pobres en este elemento. Este preparado está indicado para aquellas personas que, por diversos motivos, no encuentran adecuadas otras presentaciones del magnesio.

MODO DE EMPLEO, según VRN*

COMPRIMIDOS: Tomar de 4 a 6 comprimidos al día, con las comidas.
Contenido por comprimido: Ión Magnesio 45 mg (12% VRN).
POLVO: Una cucharadita de postre al día, disuelta en agua, leche o zumos. Una cucharadita de postre equivale a 2,5 g que contienen 300 mg de ión magnesio (80% VRN).

PRESENTACIÓN

Bote de 300 g.
Bote de 109 comprimidos.

*VRN: Valores de Referencia de Nutrientes

Indicado en procesos diarreicos (también en niños con deficiencia de magnesio).

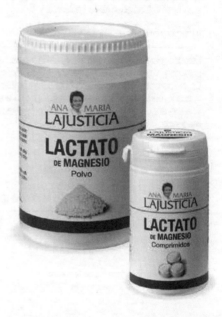

MAGNESIO TOTAL LIMÓN LÍQUIDO

PROPIEDADES

El Magnesio evita la aparición de calambres, tics y contracturas. Reduce la fatiga y el cansancio. Mantiene el buen estado de huesos y dientes. Ayuda al funcionamiento muscular, incluyendo el músculo del corazón. Interviene favorablemente en las funciones del sistema nervioso. Ayuda a la función psicológica normal, evitando situaciones de stress y ansiedad. Interviene en procesos fisiológicos como la división celular y la síntesis de proteínas. Colabora en el funcionamiento normal del metabolismo. Contribuye a un óptimo funcionamiento intelectual y emocional.

INDICACIONES

Estados carentes de magnesio (embarazos, lactancia, pubertad, vejez, ansiedad, calambres, tics, contracturas). En dietas pobres en este elemento. Este preparado está indicado para aquellas personas que, por diversos motivos, no encuentran adecuadas otras presentaciones del magnesio.

MODO DE EMPLEO, según VRN*

Tomar una cucharada sopera al día (10ml).
Una cucharada contiene 368mg Ión Magnesio (98%VRN).

PRESENTACIÓN

Frasco de 200 ml.

* VRN: Valores de Referencia de Nutrientes

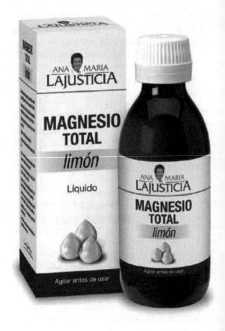

MAG-MAST

PROPIEDADES

Carbonato de magnesio masticable. A las propiedades inherentes del carbonato en polvo o comprimidos, este preparado añade un agradable sabor a nata que le hace particularmente indicado para personas con problemas de acidez de estómago. Su presentación en tamaño "pocket" es atractiva y fácil de llevar.

INDICACIONES

Estados carentes de magnesio (embarazo, lactancia, pubertad, vejez, ansiedad, calambres, tics, contracturas, etc.). También para suplementar las posibles carencias provocadas por dietas como las de adelgazar, exceso de colesterol, etc. Indispensable para mantener un buen estado y reparar el desgaste de los cartílagos, tendones y huesos.

MODO DE EMPLEO, según VRN*

Tomar 1 comprimido después de cada comida.
Contenido por comprimido: Ión Magnesio 100 mg (26,84% VRN)

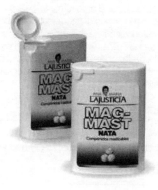

PRESENTACIÓN

Dispensador de 36 comprimidos.

*VRN: Valores de Referencia de Nutrientes

Indicado cuando se tiene acidez de estómago.

FIBRA SACIA T+ CON MAGNESIO
SABOR MANZANA VERDE
POLVO

PROPIEDADES

Compuesto a base de fibras; Salvado de Trigo —aumenta el volumen de las heces y facilita el tránsito intestinal—, fibra de Avena —muy rica en hidratos de carbono que se absorben lentamente en el organismo, lo que permite eliminar la sensación de hambre—, fibra de Guisante —muy adecuada para regular los niveles de azúcar y colesterol en sangre— y fibra de Glucomanano —disminuye los niveles de colesterol y triglicéridos—.

INDICACIONES

La fibra es un complemento alimenticio que mejora el funcionamiento intestinal, ayuda a disminuir el colesterol malo, reduce los niveles de glucosa en sangre, da saciedad y aporta bienestar al organismo.
Gracias a la acción del glucomanano aporta un efecto saciante reduciendo la sensación de hambre ayudando de forma eficaz a las dietas de control de peso.
El Magnesio, actúa aumentando el contenido de agua en los residuos favoreciendo el peristaltismo y la evacuación intestina

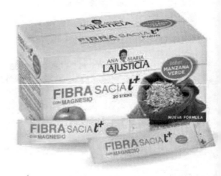

MODO DE EMPLEO

Tomar 1 stick media hora antes de cada comida mezclado con abundante agua o cualquier otro líquido.

PRESENTACIÓN

Estuche de 20 sticks (4,5 g/stick).

LECITINA
DE SOJA

PROPIEDADES

La lecitina es el fosfolípido que da flexibilidad a las membranas de todos los seres vivos y, también, es la molécula que esterificando el colesterol, lo conduce hacia el hígado. Además es emulsionante de las grasas, favoreciendo su digestión y su dispersión en la sangre, evitando la formación de ateromas e incluso disolviendo los ya existentes. La lecitina es el alimento que aporta fósforo y colina.

INDICACIONES

Personas con arteriosclerosis y mala circulación arterial. Estudiantes y todos los que realizan trabajo intelectual. En cualquier tipo de agotamiento físico y mental. Personas con problemas hepáticos y vesícula biliar.

MODO DE EMPLEO

GRANULADO: Tomar de 2 a 3 cucharaditas de postre al día, ingeridas directamente con algún líquido o bien mezcladas con yogurt, etc. En caso de triglicéridos o colesterol alto, tomar 3 cucharaditas de postre al día.
PERLAS: Tomar de 6 a 9 perlas al día, con las comidas.
Contenido por perla: Lecitina de soja 540 mg.

PRESENTACIÓN

Bote de 500 g.
Bote de 90 y 300 perlas.

Indicado para personas que siguen dietas reductoras de colesterol y como alimento para la memoria.

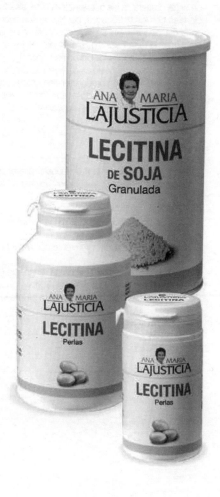

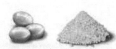

ISOFLAVONAS
CON MAGNESIO + VITAMINA E

CÁPSULAS

PROPIEDADES

Las isoflavonas son una serie de compuestos que por su estructura química pertenecen a un grupo de sustancias de origen vegetal, a las que se les atribuye similitudes funcionales con los estrógenos, por lo que son aconsejables en la menopausia. En algunos casos, el fin de la función menstrual, puede influir en el deterioro de los tejidos, incluidos los del esqueleto. Como es conocido, una de las propiedades del Magnesio es detener ese deterioro, razón por la que se ha incorporado ese elemento al preparado. La vitamina E, por su efecto antioxidante y antienvejecimiento, ayuda a mantener la elasticidad de las arterias y favorece la circulación.

INDICACIONES

Trastornos asociados a la menopausia: prevención de la osteoporosis, sofocos, sudoración excesiva, ansiedad, etc.

MODO DE EMPLEO, según VRN*

Tomar una cápsula al día, preferentemente por la mañana.
Contenido por cápsula: Carbonato Magnesio (200 mg), Extracto de soja (40% isoflavonas) 130 mg, Ion Magnesio 42,54 (11,34% VRN) y Vitamina E 10 mg (84% VRN).

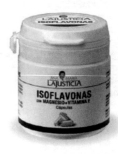

PRESENTACIÓN

Bote de 30 cápsulas.

*VRN: Valores de Referencia de Nutrientes

LEVADURA DE CERVEZA
LEV. DE CERV.-G. DE TRIGO

COMPRIMIDOS

PROPIEDADES

LEV. DE CERVEZA: Una de las fuentes más ricas en vitaminas del complejo B. Contiene aminoácidos esenciales, indispensables para la vida humana y necesarios para la producción de los glóbulos rojos y blancos.
LEV. DE CERVEZA-GERMEN DE TRIGO: Producto depurativo, rico en vitaminas del complejo B y E. Favorece la flexibilidad de las membranas celulares, retardando el envejecimiento. Necesario en el funcionamiento del sistema nervioso, formación de glóbulos rojos y en el metabolismo en general.

INDICACIONES

Depurativo de la sangre. Indicado durante el crecimiento, en la tercera edad, estados de agotamiento, físico y psíquico y en los problemas de la piel y mucosas. Embarazo, convalecencia, estados de ansiedad, anemias, etc. Complemento para las dietas carentes en vitamina B y E.

MODO DE EMPLEO

Tomar de 4 a 8 comprimidos al día, repartidos en las principales comidas.
LEV. DE CERVEZA Contenido por comprimido:
Levadura de cerveza (750 mg).
LEV. DE CERVEZA-GERMEN DE TRIGO
Contenido por comprimido: Levadura de cerveza (523 mg) y Germen de trigo polvo (227 mg).

PRESENTACIÓN

LEV. DE CERVEZA: Bote de 80 y 280 comprimidos.
LEV. DE CERVEZA-GERMEN DE TRIGO:
Bote de 80 comprimidos.

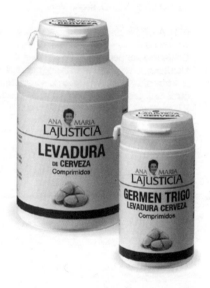

ACEITE
GERMEN DE TRIGO

PROPIEDADES

El aceite de germen de trigo es rico en vitamina E. Es antioxidante e interviene en el mantenimiento y flexibilidad de las paredes celulares.

INDICACIONES

Por su riqueza en vitamina E, interviene en el mantenimiento y buen estado de los tejidos; es un antioxidante que favorece la eliminación de radicales libres.

MODO DE EMPLEO, según VRN*

PERLAS: De 4 a 8 perlas al día repartidas en las principales comidas.
Contenido por perla: Aceite de germen de trigo 500 mg.
LÍQUIDO: Tomar 2 cucharaditas de postre al día. Puede añadirse a cualquier alimento y como condimento de verduras o ensaladas. Una cucharada de postre equivale a 2,5 ml de aceite que contienen 5 mg de Vitamina E (40% VRN)

PRESENTACIÓN

Bote de 90 perlas - Frasco de 200 c.c.

*VRN: Valores de Referencia de Nutrientes

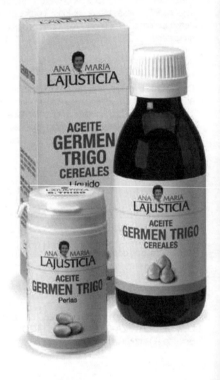

ACEITE
ONAGRA

PROPIEDADES

Esta planta originaria de América del Norte y que se da también en Europa, forma unas semillas que contienen un 25% de aceite, cuya cualidad más preciada es su riqueza en ácido linoleico y también, en menor cantidad, en ácido linolénico. Es decir los ácidos grasos a partir de los cuales el organismo forma el araquidónico, que a su vez es el precursor de las prostaciclinas que hacen compatible la sangre con el endotelio de las arterias. Estos ácidos poliinsaturados son también necesarios en la composición de las membranas celulares a las que proporcionan elasticidad.

INDICACIONES

Problemas circulatorios, tromboflebitis y mantenimiento en buen estado de los tejidos en general.

MODO DE EMPLEO, según VRN*

Tomar 2 perlas al día, preferentemente por la mañana.
Contenido por perla: Aceite de onagra 500 mg (+ 1 % vitamina E natural)

PRESENTACIÓN

Bote de 300 perlas.

*VRN: Valores de Referencia de Nutrientes

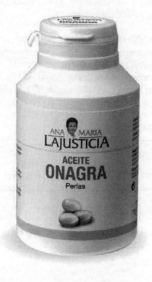

ACEITE
HÍGADO DE BACALAO

PROPIEDADES

Alimento rico en vitamina A y D, así como en ácidos grasos polinsaturados. La vitamina A es constituyente de la púrpura visual de la retina y también necesaria para la protección de la córnea y mucosas oculares, nasales, bucales, etc. La vitamina D es indispensable para la absorción, metabolismo y fijación del calcio en los huesos.

INDICACIONES

Estados de descalcificación y raquitismo, problemas oculares y de toda clase de mucosas (garganta, pulmones, tracto digestivo, vejiga, etc.)

MODO DE EMPLEO según VRN*

Tomar 1 perla al día con la comida.
Contenido por perla: Aceite de hígado de bacalao 500 mg que aportan Vitamina A 600 µg (75% VRN) y Vitamina D 6 µg (120% VRN).

PRESENTACIÓN

Bote de 90 perlas.

*VRN: Valores de Referencia de Nutrientes

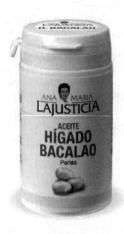

ALGAS
SABOR LIMÓN

PROPIEDADES

Alimento que contiene yodo, zinc y otros oligoelementos y que complementa eficazmente las dietas pobres en pescado.

INDICACIONES

Estados carentes de iodo y oligoelementos.
El iodo es indispensable para la formación de las hormonas tiroideas T3 y T4 o tiroxina y ésta interviene en la combustión de los hidratos de carbono y las grasas. Su carencia conduce al bocio y a trastornos del tiroides, a la obesidad y la celulitis, que conlleva a problemas circulatorios. También tiene un papel principal en la eliminación de líquidos y en el peristaltismo intestinal.

MODO DE EMPLEO

Tomar de 3 a 4 comprimidos, una o dos veces al día.
Se recomienda tomarlos con abundante agua.
Contenido por comprimido: Algas Fucus polvo 250 mg, extracto seco fucus 100 mg.

PRESENTACIÓN

Bote de 104 comprimidos.

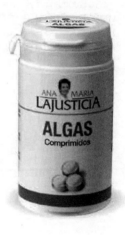

SPIRULINA

PROPIEDADES

Alimento rico en proteínas y minerales.

INDICACIONES

Por su elevada proporción en minerales, proteínas y vitaminas, constituye un suplemento alimenticio para deportistas, ancianos, niños, etc. Debido a su elevado nivel proteico, también resulta adecuado para suplementar dietas vegetarianas y bajas en calorías.

MODO DE EMPLEO

Tomar de 6 a 8 comprimidos al día, con las comidas. **Contenido por comprimido:** Alga Spirulina 357 mg.

PRESENTACIÓN

Bote de 160 comprimidos.

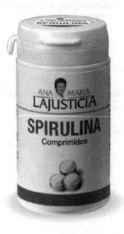

SALVADO
FIBRA CON PECTINA

PROPIEDADES

SALVADO: Es la cubierta del grano de los cereales, siendo la parte que contiene la fibra natural y también las vitaminas del complejo B y algunos minerales. Aumenta el volumen de las heces y facilita el tránsito intestinal.

FIBRA CON PECTINA: Estos comprimidos, además del salvado de trigo, contienen pectina que es una sustancia indigerible, gelatinosa, que contribuye muy eficazmente a la acción beneficiosa del salvado.

INDICACIONES

Regulador del tránsito y la evacuación intestinal. Corrige el estreñimiento. Ayuda en las dietas de adelgazamiento y a eliminar el exceso de colesterol.

MODO DE EMPLEO

Tomar de 4 a 8 comprimidos al día, ingeridos con agua, zumos de frutas o de verduras.

SALVADO - Contenido por comprimido: Salvado de trigo en polvo (fibra) 315 mg, Pectina 156 mg.

FIBRA CON PECTINA - Contenido por comprimido: Salvado de trigo en polvo (fibra) 293,3 mg, Pectina 239,3 mg.

PRESENTACIÓN

SALVADO: Bote de 109 comprimidos.
FIBRA CON PECTINA: Bote de 113 comprimidos.

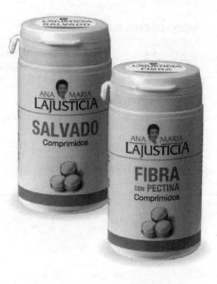

HIERRO
CON MIEL

PROPIEDADES

El hierro es imprescindible para la formación de la hemoglobina y de algunas enzimas. Las necesidades de este elemento varía según el sexo, siendo mayor en las mujeres, debido a la menstruación. Este producto aporta miel con alto contenido en sales orgánicas de hierro, de fácil asimilación.

INDICACIONES

Estados carentes de este mineral (anemias, etc.), en el crecimiento, embarazo y posparto.

MODO DE EMPLEO, según VRN*

Una cucharadita de café al día añadida preferentemente a zumos de cítricos para aportar vitamina C. Una cucharadita equivale a 4,5 g que contienen 13,5 mg de hierro (96% VRN)

PRESENTACIÓN

Bote de 135 g.

*VRN: Valores de Referencia de Nutrientes

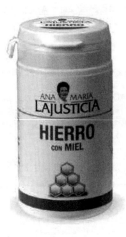

JALEA REAL
CON MIEL Y LIOFILIZADA

PROPIEDADES

Alimento rico en vitaminas del complejo B (B1, B2, B3, B6 y B12). Revitalizante y tónico general.

INDICACIONES

Estados de decaimiento, crecimiento rápido, agotamiento físico y mental.

MODO DE EMPLEO

CON MIEL: Tomar 1 ó 2 cucharaditas de postre al día, preferentemente por la mañana.
LIOFILIZADA: Tomar 1 ó 2 cápsulas al día, preferentemente por la mañana.
Contenido por cápsula: Jalea Real liofilizada 300 mg (equivalente a 900 mg de Jalea Real fresca.

PRESENTACIÓN

Jalea Real con miel: Bote de 135 g.
Jalea Real liofilizada: Bote de 60 cápsulas.

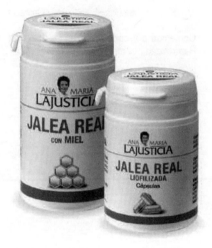

POLEN
CON JALEA REAL

PROPIEDADES

El polen es rico en caroteno-pro-vitamina A, vitaminas, oligoelementos y aminoácidos. La Jalea Real es energética, revitalizante, estimulante y tónico general.

INDICACIONES

Estados de decaimiento, en el crecimiento rápido, agotamiento físico y mental y para complementar las dietas pobres en grasas animales, por su aporte de pro-vitaminas.

MODO DE EMPLEO

Tomar 2 ó 3 cápsulas al día, preferentemente por la mañana.
Contenido por cápsula: Polen en polvo 290 mg, Jalea Real liofilizada 10 mg.

PRESENTACIÓN

Bote de 60 cápsulas.

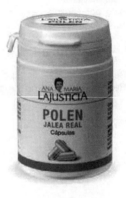

GINSENG
JALEA REAL

PROPIEDADES

El Ginseng con Jalea Real, por su riqueza en vitaminas del complejo B (B1,B2,B3 y B6), es estimulante y tónico en general. Participa de las cualidades tónicas del ginseng y las beneficiosas de la Jalea Real.

INDICACIONES

Estados de decaimiento, agotamiento físico y mental.

MODO DE EMPLEO

Tomar 1 ó 2 cápsulas al día, preferentemente por la mañana.
Contenido por cápsula: Raíz Ginseng polvo 200 mg, Jalea Real liofilizada 200 mg. .

PRESENTACIÓN

Bote de 60 cápsulas.

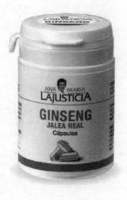

Apéndice 2

Vademécum
de los productos
de la marca amlsport

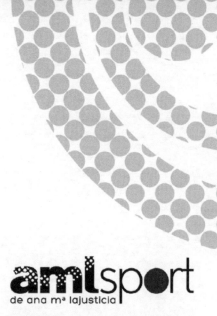

amlsport
de ana mª lajusticia

La marca amlsport® nace de la experiencia de más de 30 años de Ana Mª Lajusticia al observar, a lo largo del tiempo, a muchos jóvenes de entre 25 y 45 años con problemas dolorosos, muchas veces ocasionados por un desgaste sufrido en la práctica del deporte y una incorrecta alimentación.

Los complementos alimenticios amlsport® tienen como objetivo ayudar a mejorar el rendimiento, manteniendo en perfectas condiciones cartílagos, tendones, ligamentos, huesos, músculos… y prevenir futuros problemas, como pueden ser lesiones que perduran en el tiempo, debido a esa falta de mantenimiento que no se le ha hecho a nuestro esqueleto.

Porque cuando caminas, corres, saltas, nadas o pedaleas, no lo haces sólo con los pies… lo haces con tus tobillos, tus rodillas, tus brazos, con tu columna vertebral… amlsport® es el complemento perfecto para poder desarrollar cualquier actividad física, sin hacer sufrir a ninguna de tus articulaciones.

Un consejo…
Un buen ejercicio físico empieza por una correcta alimentación a base de proteínas, hidratos de Carbono, vitaminas y minerales en las 3 principales comidas.

COLÁGENO
CON MAGNESIO

PROPIEDADES

El Colágeno es la proteína más abundante en el cuerpo humano, siendo el constituyente esencial de los cartílagos, tendones, huesos (90%) y piel (70%).
Todo el tejido conectivo de nuestro cuerpo y articulaciones también está formado por la proteína Colágeno.
Las proteínas contribuyen a conservar la masa muscular y al mantenimiento de los huesos en condiciones normales.
El Magnesio contribuye a la síntesis normal de proteínas, como el Colágeno.
El Magnesio también contribuye al funcionamiento normal de los músculos y el sistema nervioso y ayuda a disminuir el cansancio y la fatiga.

INDICACIONES

Rotura de ligamentos, tendinitis, sobrecarga muscular, mantenimiento en perfectas condiciones de tendones, ligamentos, huesos y músculos.
Artrosis y osteoporosis, deterioro de la piel, rotura de vasos sanguíneos (hematomas espontáneos), caída del cabello y uñas frágiles.

MODO DE EMPLEO

Tomar de 6 a 9 comprimidos al día, repartidos en el desayuno y la cena.

PRESENTACIÓN

Bote de 270 comprimidos

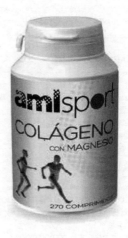

amlsport
de ana mª lojusticia

COLÁGENO CON MAGNESIO + VIT.C
SABOR FRESA

POLVO

PROPIEDADES

El Colágeno es la proteína más abundante en el cuerpo humano,
siendo el constituyente esencial de los cartílagos, tendones, huesos (90%) y piel (70%).
Las proteínas contribuyen a conservar la masa muscular y al mantenimiento de los huesos en condiciones normales.
El Magnesio contribuye a la síntesis normal de proteínas, como el Colágeno.
El Magnesio también contribuye al funcionamiento normal de los músculos y el sistema nervioso y ayuda a disminuir el cansancio y la fatiga.
La vitamina C contribuye al funcionamiento normal del sistema inmunitario durante el ejercicio físico intenso y después de este, y ayuda a disminuir el cansancio y la fatiga.

INDICACIONES

Rotura de ligamentos, tendinitis, sobrecarga muscular, mantenimiento en perfectas condiciones de tendones, ligamentos, huesos y músculos.
Artrosis y osteoporosis, deterioro de la piel, rotura de vasos sanguíneos (hematomas espontáneos), caída del cabello y uñas frágiles.

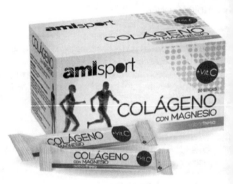

MODO DE EMPLEO

Tomar de 1 a 2 sticks al día repartidos en el desayuno y la cena. Mezclados con yogurt o diluidos en agua o cualquier otro líquido.
1 stick equivale a 6 comprimidos de Colágeno con magnesio.
Contenido por stick de Ión Magnesio 187mg (49%VRN).
Contenido por stick de Vitamina C 40mg (50% VRN).

PRESENTACIÓN

Estuche 20 sticks de 5g

*VRN: Valores de Referencia de Nutrientes

amlsport
de ana mª lajusticia

MAGNESIO TOTAL
SABOR LIMÓN

PROPIEDADES

El Colágeno es la proteína más abundante en el cuerpo humano, siendo el constituyente esencial de los cartílagos, tendones, huesos (90%) y piel (70%).

Todo el tejido conectivo de nuestro cuerpo y articulaciones también está formado por la proteína Colágeno.

Las proteínas contribuyen a conservar la masa muscular y al mantenimiento de los huesos en condiciones normales.

El Magnesio contribuye a la síntesis normal de proteínas, como el Colágeno.

El Magnesio también contribuye al funcionamiento normal de los músculos y el sistema nervioso y ayuda a disminuir el cansancio y la fatiga.

INDICACIONES

Indicado antes y/o durante la práctica del ejercicio físico para ayudar a disminuir la aparición de calambres, tics y contracturas.

Ayuda al equilibrio electrolítico normal y a la relajación muscular.

MODO DE EMPLEO

Tomar 1 sobre bebible (10ml) antes y/o durante la práctica del ejercicio físico.

1 sobre bebible (10ml) aporta el 100% de las VRN* de Magnesio.

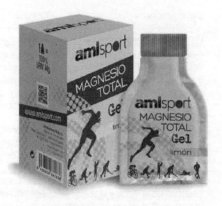

PRESENTACIÓN

Estuche de 12 sobres bebibles

*VRN: Valores de Referencia de Nutrientes

amlsport
de ana mª lajusticia

MAGNESIO^{2+} PRO
SABOR FRESA

POLVO

PROPIEDADES

Mg2+PRO es el complemento que aporta a la alimentación la cantidad de proteínas, Magnesio y vitaminas necesarias para el mantenimiento de los tejidos.

Las proteínas contribuyen a conservar y aumentar la masa muscular y al mantenimiento de los huesos en condiciones normales. Gracias a su alto contenido en proteínas de la leche de vaca, Mg2+PRO proporciona los aminoácidos necesarios para sintetizar las proteínas que forman los tejidos de nuestro cuerpo.

El Magnesio contribuye a la síntesis normal de las proteínas, al normal funcionamiento de los músculos y al mantenimiento de los huesos en condiciones normales.

INDICACIONES

Un stick de Mg2+PRO proporciona el 50% de los VRN* recomendados de proteínas, minerales y vitaminas.

Además, Mg2+PRO está enriquecido con vitaminas E, D3 y vitaminas del grupo B. Éstas ayudan a mantener tu rendimiento intelectual, a disminuir el cansancio y la fatiga, a protegerte del estrés oxidativo y, además, a la absorción del calcio para mantener los huesos fuertes.

Las proteínas de la leche contienen triptófano. Gracias al triptófano nuestro cuerpo fabrica serotonina. La serotonina es un neurotransmisor que regula el sueño y da sosiego y serenidad.

Mg2+PRO es un complemento ideal para los niños. Las proteínas de la leche y la vitamina D3 son necesarias para el crecimiento y el desarrollo normal de los huesos, en los niños en etapa de crecimiento. Su aporte en vitaminas del grupo B, les ayudará a mantener el rendimiento en épocas de esfuerzo intelectual.

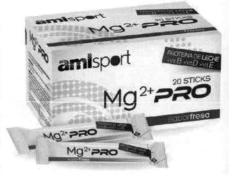

MODO DE EMPLEO

Tomar de 1 a 2 sticks al día repartidos en el desayuno y la cena. Mezclados con leche, yogurt o agua.

PRESENTACIÓN

Estuche 20 sticks de 5g

*VRN: Valores de Referencia de Nutrientes

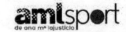

PUBLICACIONES DE ANA MARÍA LAJUSTICIA

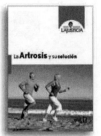

LA ARTROSIS Y SU SOLUCIÓN

Un libro de enorme rigor científico, pero de lectura sencilla y accesible, que muestra de un modo inequívoco que la artrosis puede ser fácilmente tratada y que las personas que la padecen pueden recuperar su salud.

VENCER LA OSTEOPOROSIS

En este libro, la autora nos muestra las claves para la solución a este problema, explicando clara y sencillamente todo el proceso que conduce a la osteoporosis y como puede remediarse fácilmente la falta de colágeno, origen de la enfermedad, corrigiendo las carencias y los errores en la alimentación.

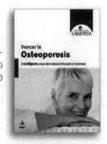

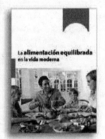

LA ALIMENTACIÓN EQUILIBRADA EN LA VIDA MODERNA

¿Qué es la dietética? ¿Cómo funciona el metabolismo? ¿Qué significa realmente comer bien? Las respuestas a estas cuestiones y muchas otras relacionadas con la correcta nutrición, podrá encontrarlas en este libro que muestra las claves de la alimentación equilibrada.

COLESTEROL, TRIGLICÉRIDOS Y SU CONTROL

Sin duda, el problema del colesterol es uno de los más importantes a los que se enfrenta la sociedad actual en el ámbito de la salud y de la calidad de vida. En esta obra, la autora responde a muchas de las preguntas habituales que todos nos hacemos sobre el tema, por lo que es de inestimable ayuda tanto para el que padece el problema como para el que desee prevenirlo.

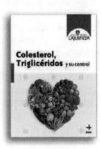

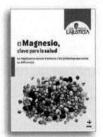

EL MAGNESIO, CLAVE PARA LA SALUD

Nuestra alimentación actual tiene, entre otras características, la de presentar una deficiencia de magnesio, elemento que es fundamental para la salud. En este libro, publicado por la autora hace 20 años y que ya entonces fue un impacto editorial, recoge todos los nuevos estudios realizados hasta la fecha, que confirman la enorme importancia del magnesio en relación con nuestra salud.

CONTESTANDO A SUS PREGUNTAS SOBRE EL MAGNESIO

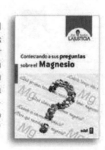

Después del éxito de ventas y el impacto social provocado por la publicación del libro El magnesio, clave para la salud, Ana María Lajusticia ha recibido a lo largo de los últimos años miles de consultas, preguntas y dudas de personas interesadas tanto en empezar a tomarlo como de aquellas que ya lo consumían y se beneficiaban de sus efectos. En este libro, la autora da respuesta a las preguntas más frecuentes e importantes. Con su habitual estilo sencillo y didáctico aclara temas tales como: ¿Cuál es la relación entre la falta de magnesio y los infartos de miocardio? ¿Se debe descansar de tomar magnesio? ¿Qué provoca la carencia de magnesio en el sistema nervioso? ¿Cuál es el efecto del magnesio sobre el cansancio? ¿Qué tipo de magnesio es más conveniente tomar? ¿Se puede tomar magnesio durante el embarazo y la lactancia?

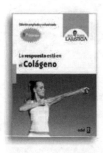

LA RESPUESTA ESTÁ EN EL COLÁGENO

¿Cuál es la causa de esta carencia?¿ Cómo se puede prevenir y solucionar este problema? Esta nueva edición, actualizada y revisada, contiene un capítulo inédito, así como la respuesta a las preguntas hechas por los mismos lectores y consumidores de los productos, a lo largo de todos estos años.

La autora, explica de qué modo afrontar este grave problema que provoca enfermedades tales como la artrosis y osteoporosis, así como lesiones musculares, de tendones y ligamentos a las personas que practican deporte ya sean aficionados o profesionales.

DIETAS A LA CARTA

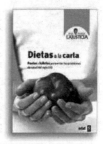

Dietas a la carta es el libro que da respuesta al éxito y las demandas de los lectores a su autora durante décadas, preocupados por llevar y mantener unos correctos hábitos y pautas en la alimentación, gracias a los conocimientos de dietética y nutrición de su autora, Ana María Lajusticia. Encontrará una dieta diseñada para usted con recomendaciones, tablas de equivalencias y recetas que le ayudarán a estar y sentirse mejor cada día. Dietas de adelgazamiento, embarazo y lactancia, anemia, práctica de deporte, artrosis, estreñimiento, reumatismo, arteriosclerosis y exceso de colesterol, intolerancias y alergia al gluten.

La obra definitiva que proporciona, de forma sencilla y práctica, las claves para llevar una dieta correcta y adecuada en cada una de las circunstancias o problemas de salud que aquejan a la población en el siglo XXI.

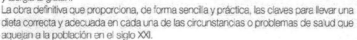

Si desea contactar con la autora:
Tel. 932 00 49 10
O escribir a la siguiente dirección:
C/ Aribau, 320, Entlo 1ª. - 08006 BARCELONA

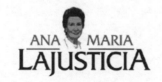